ÉLÉMENTS

D'ÉLECTRICITÉ MÉDICALE

ENSEIGNÉS AUX ÉLÈVES-INFIRMIÈRES

DU DISPENSAIRE-HOPITAL HEINE-FOULD

PAR LE

Dr BRUNEAU DE LABORIE

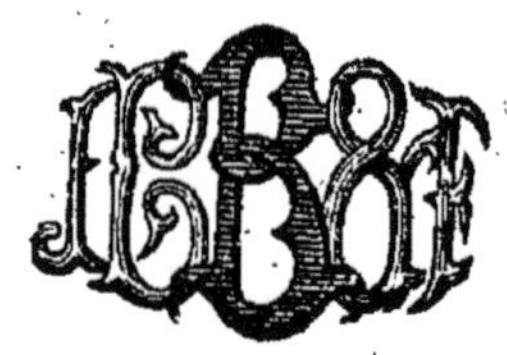

PARIS

B. BAILLIÈRE ET FILS, ÉDITEURS

19, RUE HAUTEFEUILLE, 19

—

1913

ÉLÉMENTS

D'ÉLECTRICITÉ MÉDICALE

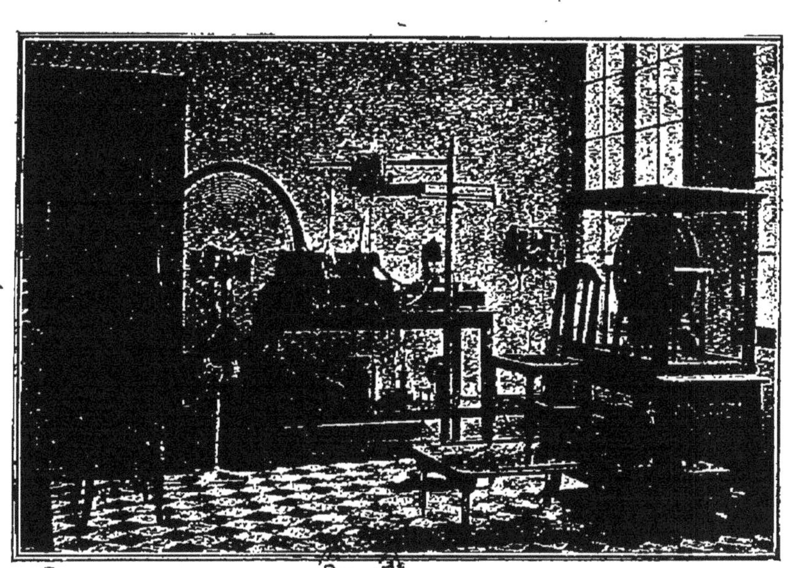

SALLE D'ÉLECTROTHÉRAPIE DU DISPENSAIRE HOPITAL HEINE FOULD.

ÉLÉMENTS

D'ÉLECTRICITÉ MÉDICALE

ENSEIGNÉS AUX ÉLÈVES-INFIRMIÈRES

DU DISPENSAIRE-HOPITAL HEINE-FOULD

PAR LE

Dr BRUNEAU DE LABORIE

Avec 51 figures dans le texte

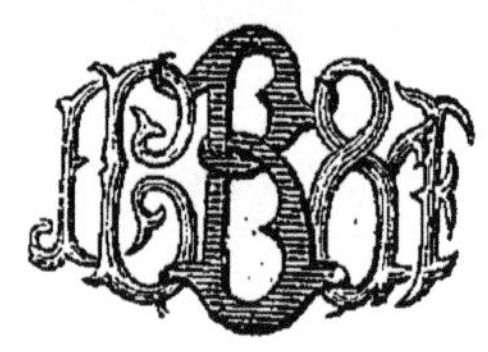

PARIS

J.-B. BAILLIÈRE ET FILS, ÉDITEURS

19, RUE HAUTEFEUILLE, 19

—

1913

INTRODUCTION

C'est à l'honneur qu'a bien voulu me faire
Mme Achille Fould, en me choisissant, il y a
quatre ans, comme chef du service d'Électrothérapie de son important Dispensaire-
Hôpital, que je dois d'avoir à réunir ces quelques pages. J'y ai rassemblé les leçons ensei-
gnées à nos élèves durant leur stage.

C'est en 1909 que Mme Fould, toujours pré-
occupée de maintenir au premier rang l'œu-
vre admirable à laquelle elle consacre une ini-
tiative de tous les instants, en même temps
qu'une générosité inlassable, a voulu doter son
Dispensaire d'un service d'électrothérapie et
de radiographie.

La progression constatée depuis lors dans le

nombre des traitements appliqués donnera, mieux que n'importe quelle indication, la mesure de la prospérité de ce service, prospérité qui s'étend d'ailleurs à toutes les autres parties de cette importante fondation.

Il a été effectué, en effet :

  En 1909, 442 applications
  — 1910, 1406   —
  — 1911, 2171   —

En 1912, bien que l'année ne soit pas encore finie, la moyenne des dix mois actuellement écoulés permet de dire que le nombre de 4.000 sera dépassé.

Indépendamment du soulagement qu'elle apporte ainsi à toute une population de pauvres gens, l'organisation du Dispensaire-Hôpital nous permet de faire de nos élèves des infirmières parfaitement familiarisées avec ces procédés de traitement qu'on emploie chaque jour davantage ; elles aideront intelligemment, le cas échéant, l'électrothérapeute dont elles soigneront le malade et se trouveront aptes à lui rendre, dès le début, des services expérimentés.

Je suis heureux d'offrir l'hommage de ces lignes à Mme Achille Fould, auteur de bienfaits qui soulagent tant de misères et de qui l'inépuisable et discrète charité est l'un des grands exemples de notre époque.

Dr BRUNEAU DE LABORIE

Novembre 1912.

ÉLÉMENTS
D'ÉLECTRICITÉ MÉDICALE

CHAPITRE PREMIER
GÉNÉRALITÉS

§ 1. — Électricité statique.

Électricité vient du mot grec *electron*, qui veut dire *ambre* : les anciens avaient remarqué que, lorsqu'on frotte un morceau d'ambre, ce corps devient capable d'attirer des objets légers, petits brins de coton, barbes de plumes, etc.

Le frottement a ici pour effet de produire, à la surface de l'ambre, de l'*électricité* qui manifeste son action par ce pouvoir attractif.

On donne à cette électricité le nom d'*électricité statique* (statique veut dire *au repos*) parce qu'elle reste immobile à la surface du corps frotté ; nous allons voir plus loin que lorsque cette même électricité, au lieu de rester au repos, entre en mouvement pour produire un *courant*, elle prend le nom d'électricité *dynamique*.

On croyait autrefois que l'électricité était un fluide analogue à l'air ou à l'eau ; bien que cette hypothèse soit actuellement abandonnée et qu'on suppose qu'il s'agit plutôt d'une vibration de l'éther comparable au son ou à la lumière, je continuerai à l'employer pour faciliter la compréhension des phénomènes qui donnent naissance à l'électricité et des lois auxquelles elle obéit.

Ce fluide électrique se trouve disséminé dans tous les corps en général; ce qui fait que nous ne pouvons en constater la présence, c'est que précisément tous les corps en sont imprégnés au même degré et que nous manquons ainsi de point de comparaison.

Si par un procédé approprié, par une action physique ou chimique, telle que le frottement, la chaleur, l'attaque d'un métal par un acide (pile), nous augmentons la charge d'électricité d'un corps, celui-ci manifeste alors son état, soit en attirant des corps légers, comme nous venons de le voir, soit en produisant une étincelle plus ou moins forte, suivant la charge de fluide qui lui a été ajoutée.

C'est donc en augmentant la charge d'électricité qu'il contenait à l'état latent que l'on peut, en le frottant simplement, donner à un porte-plume d'ébonite le pouvoir d'attirer de petits brins de coton.

Je choisis pour faire cette expérience des corps

en matière *isolante*, ébonite, cire à cacheter, ambre, parce que ces corps, étant *mauvais conducteurs* du fluide, le conservent un certain temps, tandis qu'une tige de cuivre, par exemple, qui est bon conducteur de l'électricité, sitôt électrisée par le frottement, céderait aux corps environnants le fluide qu'on lui aurait donné.

Nous distinguerons donc deux sortes de corps : les corps *mauvais conducteurs* de l'électricité, c'est-à-dire qui conservent le fluide, et les corps *bons conducteurs*, qui le cèdent facilement.

Tous les métaux sont plus ou moins bons conducteurs; au contraire, le bois, la pierre, l'ébonite, le verre, l'huile sont de mauvais conducteurs, ou, autrement dit, des corps *isolants*.

2. — Machine statique.

C'est sur le frottement d'un *corps isolant* que repose le principe de la première *machine statique* construite par Otto de Guericke en 1670 ; elle consistait en une grosse boule de soufre que l'on faisait tourner au moyen d'une manivelle.

En 1768, Ramsden eut l'idée de remplacer la boule de soufre par un plateau de verre frottant entre des coussins de cuir enduits d'or mussif (bisulfure d'étain).

A cause du frottement et de son extrême sensibilité hygrométrique, le rendement de cette machine ne peut être considérable ; celles que nous

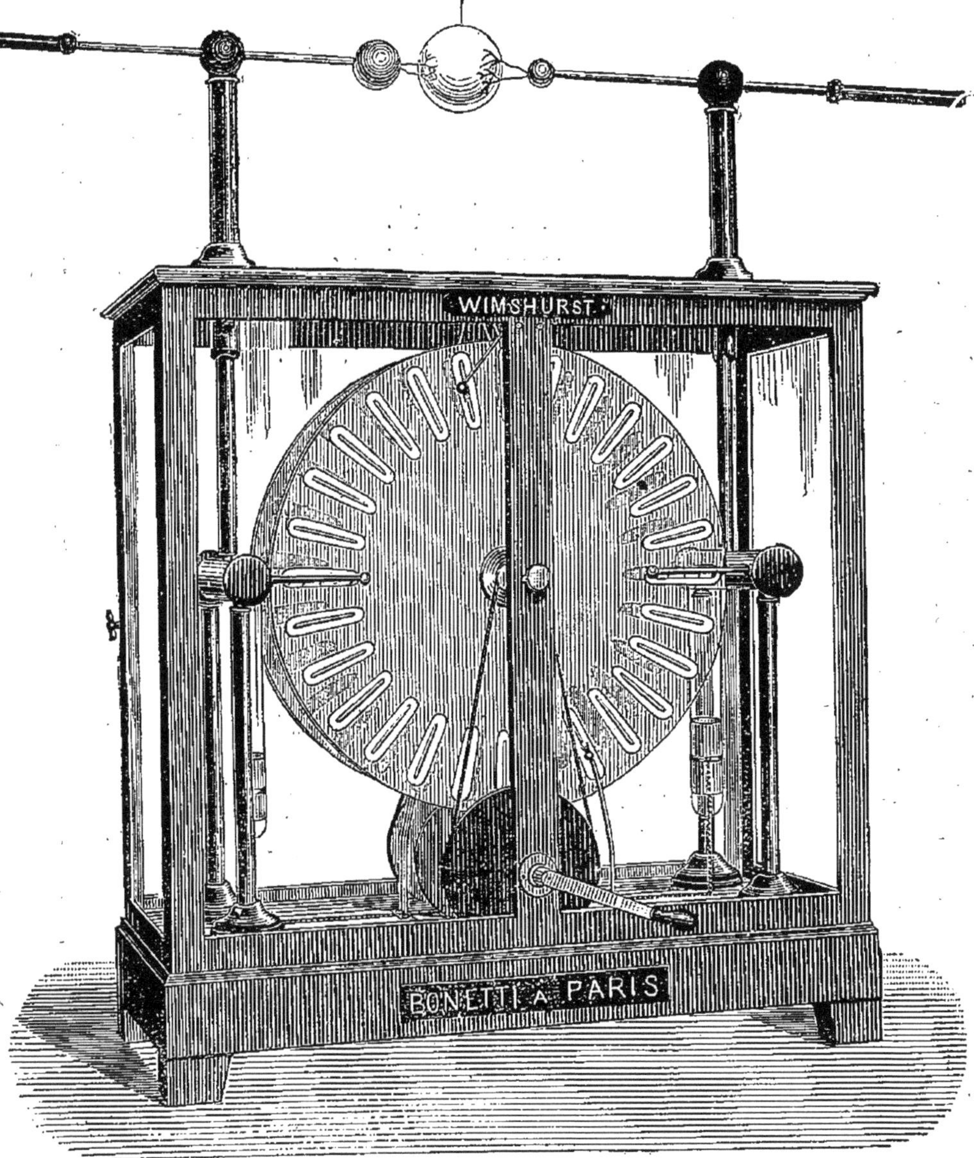

Fig. 1. — Machine de Wimshurst à secteurs.

utilisons actuellement, et que l'on appelle *machines*

à influence, n'ont besoin du frottement que pour leur *amorçage*.

La plus employée en médecine est la machine de Wimshurst. Elle se compose d'un nombre pair de plateaux tournant en sens inverse l'un de l'autre.

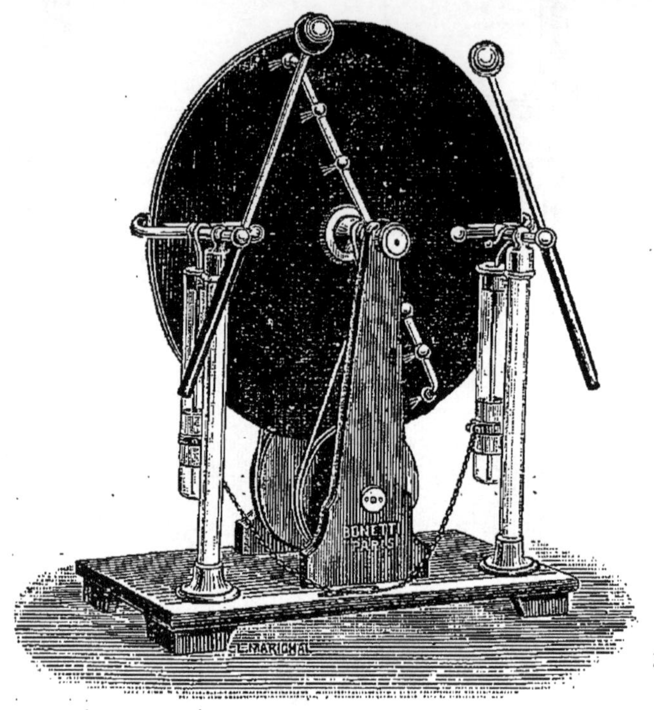

Fig. 2. — Machine sans secteurs.

Dans certains modèles ces plateaux, en verre ou en ébonite, portent, collés sur leur face externe, de petits secteurs en papier d'étain (fig. 1) : ce sont les *machines à secteurs ;* elles ont l'avantage de *s'amorcer* sans qu'on les frotte.

Lorsque les plateaux sont unis, ce sont les *machines sans secteurs* (fig. 2) qui nécessitent, pour

1.

produire de l'électricité, *l'amorçage* (fig. 3), que l'on pratique en frottant avec un doigt enduit *d'or mussif* le bord d'un des plateaux extérieurs, la machine étant en marche : on entend, au bout d'un

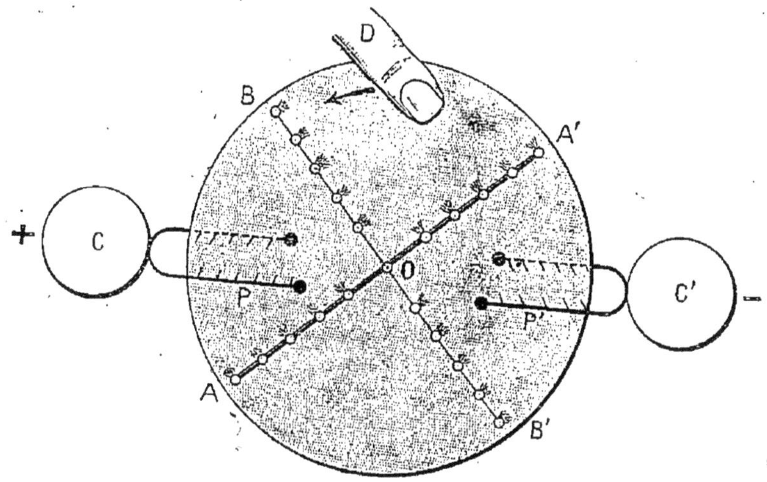

Fig. 3. — Amorçage de la machine.

moment, un crépitement analogue au crissement d'une étoffe de soie que l'on chiffonne, la machine est amorcée.

Deux balais métalliques, diamétralement opposés, frottent légèrement sur chaque plateau.

En C et C' se trouvent les *collecteurs* de la machine ; ce sont deux gros cylindres de cuivre qui recueillent, au moyen des peignes P et P',l'électricité développée par la rotation des plateaux.

<h3 style="text-align:center">§ 3. — Potentiel.</h3>

Si nous considérons deux corps métalliques A

et B (fig. 4) réunis à l'aide d'un fil également métallique, et que nous venions à augmenter la charge

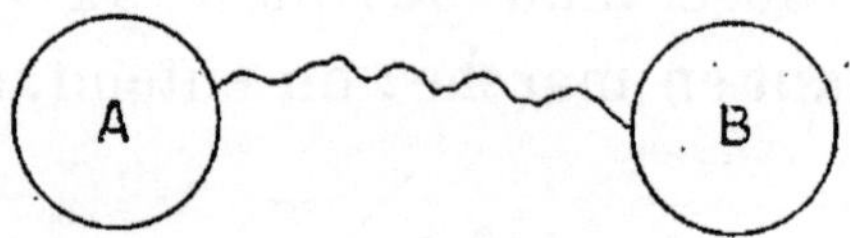

Fig. 4. — Schéma du potentiel.

d'électricité que contient normalement le corps A,
que va-t-il se passer?

Afin de rendre le phénomène plus clair, j'adop-
terai la comparaison classique de l'électricité à l'eau,
et je comparerai les corps A et B aux deux réservoirs d'eau A′ et B′ (fig. 5).

Tant que le niveau d'eau sera le même dans les

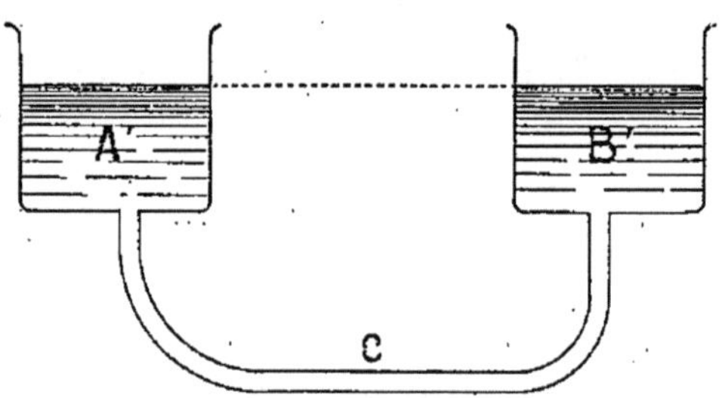

Fig. 5. — Schéma du potentiel.

deux réservoirs A′ et B′ il y aura équilibre, mais si
nous venons à élever le réservoir A′ (fig. 6), l'eau va
s'écouler dans le tube de jonction C dans le sens de
la flèche, c'est-à-dire en allant du réservoir le plus
élevé au plus bas, et ce courant durera tant que
l'eau ne sera pas revenue au même niveau dans les
deux réservoirs.

Il en sera de même pour nos deux corps électrisés A et B.

Si nous augmentons la quantité d'électricité du corps A, c'est-à-dire son *niveau électrique*, il va se produire, dans le fil qui réunit ces deux corps, un

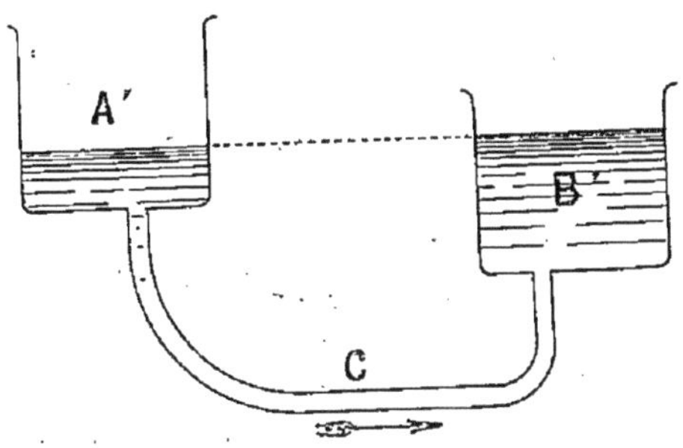

Fig. 6. — Schéma du potentiel.

courant électrique allant du corps le plus électrisé A, que l'on marque du signe $+$, au corps le moins électrisé B, que l'on marque du signe $-$, et ce courant électrique va durer tant que le niveau électrique du corps A restera supérieur au niveau électrique du corps B.

Ce niveau électrique s'appelle *potentiel*.

Le potentiel d'un corps représente la charge d'électricité que contient ce corps.

Lorsque rien n'intervient pour augmenter cette charge de fluide, tous les corps sont au même potentiel qui est celui de la terre, on le nomme le potentiel *zéro*.

Le courant électrique va toujours du corps dont le potentiel est le plus élevé, que nous avons marqué du signe $+$ (plus) et que l'on appelle *positif*, au corps dont le *potentiel* est le moins élevé, que l'on appelle *négatif*, et que l'on marque du signe — (moins).

Il est aisé de comprendre maintenant ce que l'on entend par *pôle positif* et *pôle négatif :* le pôle positif est le point où le courant prend naissance ; et le pôle négatif, celui où il se rend.

On conçoit l'importance de la notion du potentiel : le courant électrique ne peut exister qu'à la condition qu'il y ait, entre les deux extrémités du fil conducteur, une différence de potentiel, de même que, pour qu'un liquide s'écoule dans un tube, il faut qu'il y ait une différence de niveau entre ses deux extrémités.

Il existe un certain nombre de moyens de créer une différence de potentiel et, par suite, un courant électrique ; nous nous occuperons d'abord du moyen le plus simple, la *pile électrique*.

§ 4. — Piles Electriques.

La première pile inventée par Volta se composait de plusieurs rondelles de cuivre et de zinc, séparées par des plaques de feutre imbibées d'eau acidulée et *empilées* les unes sur les autres, d'où est venu le nom de pile appliqué à cet appareil (fig. 7). Si l'on réunissait par un fil conducteur la lame de cuivre du bas à la lame de zinc du haut, ce fil était parcouru par un courant allant du cuivre + au zinc —.

Une telle pile ne pourrait donner de courant pendant longtemps pour la raison suivante :

L'eau acidulée, décomposée par le courant électrique, donne naissance à des bulles de gaz hydrogène qui entourent la lame positive et, en l'isolant, arrête la production du courant; au bout d'un certain temps, ces bulles de gaz se dégagent et le courant reprend pour cesser de nouveau. Ce phénomène s'appelle la *polarisation;* on dit que la pile se polarise lorsqu'elle ne fournit plus de courant.

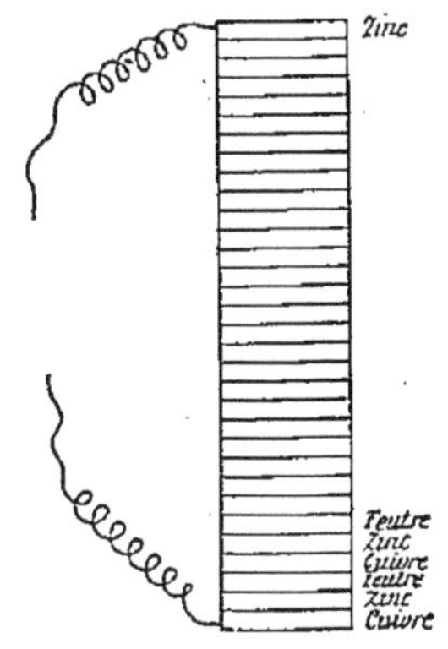

Fig. 7. — Pile de Volta.

Pour remédier à ce grave défaut, on ajoute au liquide acidulé une substance capable d'absorber l'hydrogène nuisible, et appelée *dépolarisant.*

Les différents modèles de piles en usage se distinguent par la nature de leur dépolarisant. Je ne citerai que les plus ordinairement employées.

La pile bouteille (fig. 8), ou pile Grenet, tire son nom de sa forme. La lame de zinc est placée entre deux lames de charbon, qui remplacent le cuivre comme pôle positif, et le tout plonge dans un liquide à la fois excitateur, c'est-à-dire acidulé, et dépolarisant; c'est une solution de bichromate de potasse et d'acide sulfurique dans de l'eau; le dépolarisant est ici le bichromate de potasse.

Dans la pile Leclanché (fig. 9), il y a deux récipients au lieu d'un, le vase extérieur contient un second vase en terre poreuse dans lequel se trouve le charbon et le dépolarisant, constitué par des

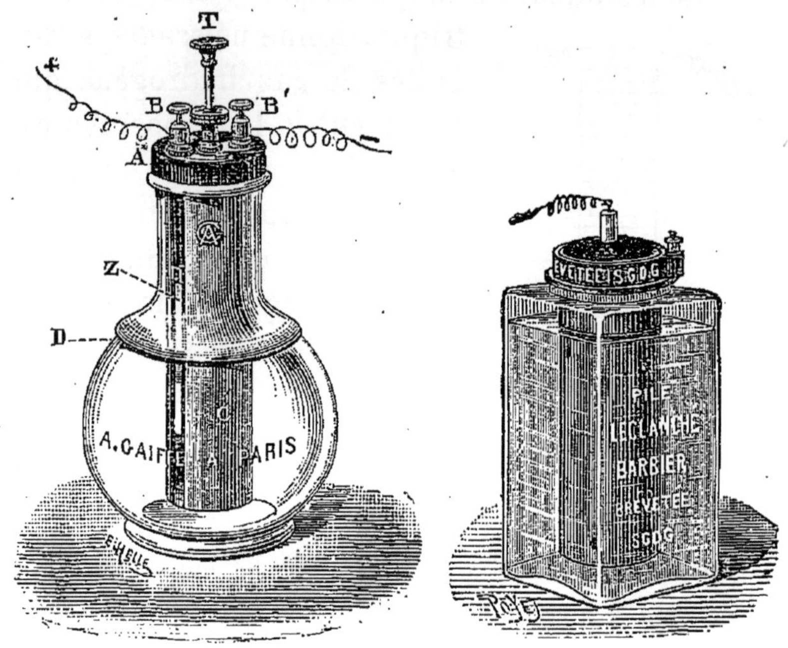

Fig. 8. — Pile bouteille.   Fig. 9. — Pile Leclanché.

fragments de coke et de bioxyde de manganèse ; le zinc est placé dans le vase extérieur rempli du liqui-de excitateur (solution de sel ammoniac à 20 0/0).

Cette pile, légèrement modifiée, est une de celles qu'on utilise le plus en électricité médicale.

Un troisième modèle souvent employé également est la pile au bisulfate de mercure (fig. 10). C'est la plus simple comme construction : un récipient en verre rempli d'une solution de bisulfate de mercure à 25 0/0 et un couvercle auquel sont fixées une lame de charbon et une lame de zinc. Le bisulfate de mercure est à la fois le dépolarisant et l'excitateur.

Les piles sèches, très employées depuis quelque temps à cause de leur absence d'entretien, sont en réalité des piles genre Leclanché, dont en a immobilisé le liquide en lui ôtant sa fluidité au moyen de mucilage ou de produits absorbants.

A part les dernières, toutes les piles réclament un entretien qui consiste à remplacer le liquide évaporé, ou à le renouveler lorsqu'il est épuisé, ce que l'on reconnaît à ce que le courant de la pile s'affaiblit et devient nul.

Avant de changer ce liquide, on aura soin de laver soigneusement le récipient et le vase poreux s'il y en a un; on grattera les cristaux qui ont

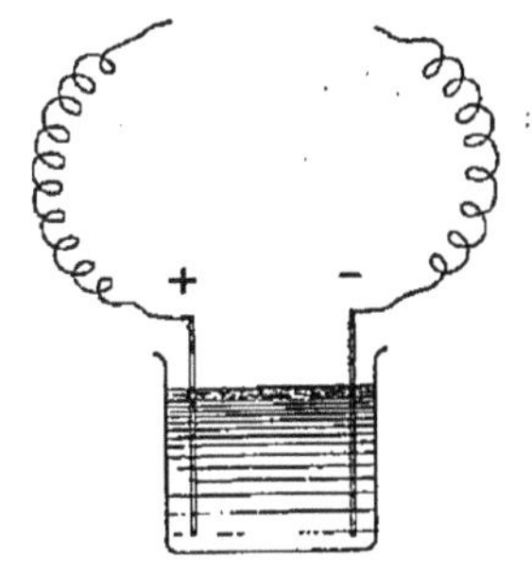

Fig. 10. — Pile au bisulfate de mercure.

pu se déposer sur le charbon, le zinc ou les pièces métalliques, qu'il sera bon de passer au papier de verre ; lorsque le zinc sera trop usé, on le changera ; il faut savoir que le courant électrique dans les piles est produit par l'usure du zinc, qui est brûlé au même titre que le charbon dans une machine à vapeur ou le pétrole dans une automobile ; on a calculé que, pour qu'une pile puisse fournir un courant de un ampère pendant 2 heures, il faut qu'elle brûle 32 grammes de zinc.

Par contre, le charbon, qui sert, dans presque tous les modèles de piles, de pôle positif, ne s'use jamais ; on ne devra donc le changer que dans le cas où il serait cassé, car il est assez fragile.

Les différents organes de la pile bien nettoyés et bien lavés, on remontera la pile en la remplissant de nouveau de liquide excitateur, on prendra soin que la tige de charbon et la lame de zinc ne se touchent pas, ce qui occasionnerait un *court-circuit*, c'est-à-dire l'usure continuelle de la pile, qui durerait ainsi très peu de temps.

Le courant électrique ne se produit que lorsque les deux pôles de la pile sont mis en communication par un corps conducteur de l'électricité (fig. 11),

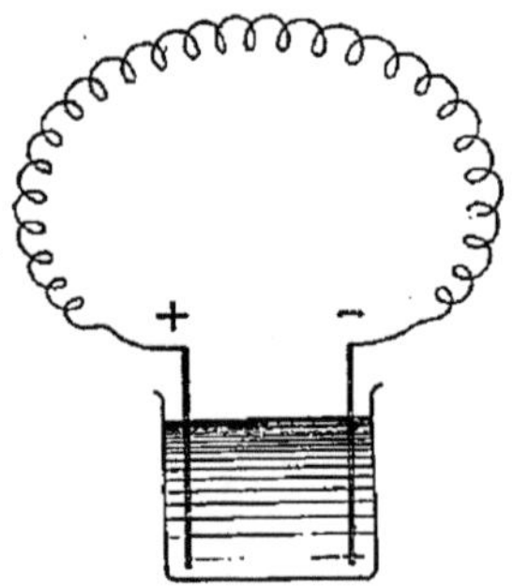

Fig. 11. — Circuit fermé.

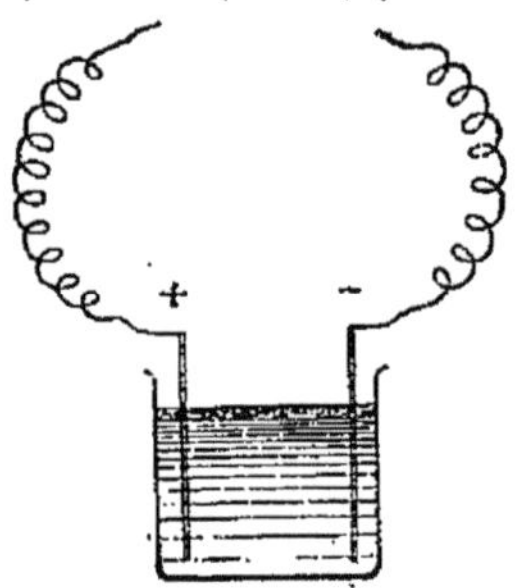

Fig. 12. — Circuit ouvert.

c'est ce que l'on appelle *fermer le circuit*. Lorsque cette communication cesse, on dit que le *circuit est ouvert* (fig. 12).

Il y a des piles qui ne s'usent que lorsque le circuit est fermé, la pile Leclanché, par exemple ; d'autres, au contraire, brûlent leur zinc même à circuit ouvert, comme la pile bouteille. On est obligé, pour éviter cette usure inutile, de faire cesser la plongée du zinc dans le liquide lorsqu'on ne se sert plus de la pile. Il suffit pour cela de lever le bouton qui termine la tige T (fig. 8) pour monter le zinc et le sortir du liquide, dont le niveau ne doit pas être trop élevé.

§ 5. — Unités qui servent à mesurer le courant électrique.

La comparaison de l'eau qui coule à travers un tuyau va me servir à définir plus exactement les différents états du courant électrique.

Le réservoir d'eau qui alimente le tube (fig. 13)

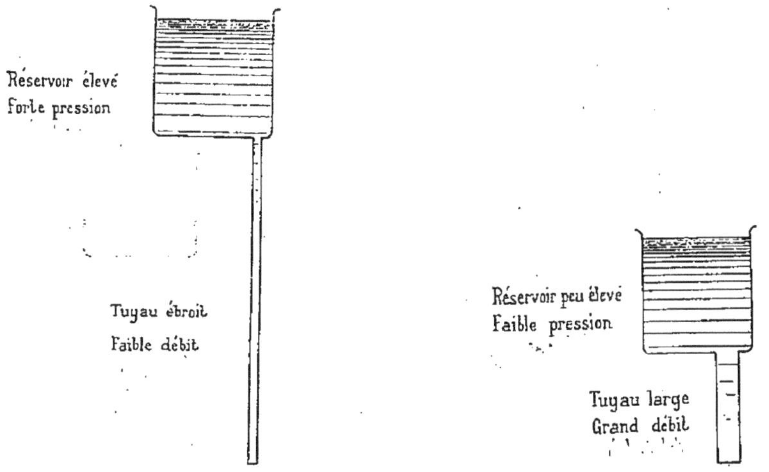

Fig. 13. — Schéma des états du courant électrique.

peut se trouver situé à une hauteur plus ou moins grande par rapport au plan où se produit l'écoulement. Plus grande sera cette hauteur, plus forte sera la pression de l'eau à la sortie du tuyau.

De même pour le courant électrique, plus élevé sera le niveau électrique, c'est-à-dire le potentiel, et plus grande sera la pression électrique qui prend ici le nom de *tension* ou *force électromotrice*. Cette tension est mesurée par des unités qu'on appelle des *volts*.

D'autre part, notre tuyau d'eau peut être plus ou moins gros et, par conséquent, débiter à la fois un volume d'eau plus ou moins considérable, c'est le *débit;* on mesure le débit d'un courant électrique à l'aide d'unités qui s'appellent des *ampères* et ce débit prend le nom d'*intensité*. En électricité médicale, on n'emploie jamais que des intensités très faibles, et pour les mesurer on a adopté le *milliampère*, qui est la millième partie d'un ampère et s'écrit mA.

§ 6. — Réglage et mesure du courant.

Une pile ne donne de courant qu'autant que ses deux pôles sont réunis par un fil métallique ou par un corps bon conducteur : si le fil qui conduit le courant est fait d'une substance moins bonne conductrice, le courant, éprouvant une certaine résistance, passera en moins grande quantité, ainsi que cela se produit pour un liquide : plus le tuyau dans lequel il passe est étroit, moins il passe de liquide à la fois.

Il est facile de faire varier la résistance qu'offre

un conducteur au courant électrique ; il suffit de changer soit sa substance, soit sa longueur, soit sa section ; en effet, la résistance d'un fil de métal est d'autant plus grande que ce fil est *fin* et *long*, et il existe des alliages composés en vue d'une grande résistance, le ferro-nickel, par exemple.

Il est dès lors facile de comprendre comment on dose la force du courant électrique : on le fait pas-

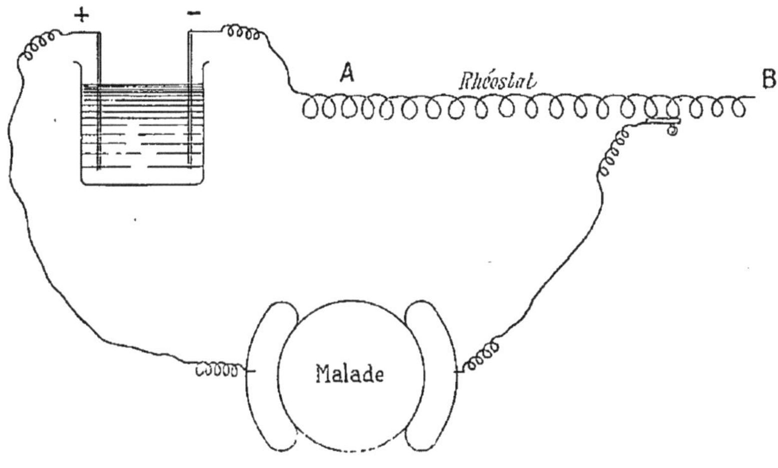

Fig. 14. — Rhéostat.

ser à travers un fil dont on peut faire varier la résistance, changeant ainsi son débit ou intensité.

La figure 14 montre comment on gradue la force du courant au moyen d'une résistance appelée *rhéostat*.

Un rhéostat est un fil de métal assez résistant, en ferro-nickel, ou autre alliage, enroulé sur lui-même afin d'offrir plus de longueur et par conséquent plus de résistance. Si la touche **T** se trouve près de l'extrémité B, le courant, forcé de traverser toute la résistance , sera très faible ; si, au contraire, nous faisons glisser la touche T jusqu'en A, le courant, n'ayant plus besoin de passer par le rhéostat, deviendra très fort ; on comprend de suite que, à chaque position intermédiaire de la touche T, correspond une intensité du courant d'autant plus faible que T sera plus près de l'extrémité B du rhéostat.

On peut encore modifier l'intensité d'un courant en utilisant un plus ou moins grand nombre de piles. Certains appareils contenant 15 ou 20 piles, quelquefois davantage, possèdent un organe appelé *coupleur* ou *collecteur*, qui permet de prendre le courant d'une, de deux, de trois piles, et ainsi de suite, jusqu'à ce que l'intensité soit assez forte ; c'est d'ailleurs un procédé absolument défectueux, car, à chaque addition de pile, correspond une secousse très faible, mais qui peut être nuisible dans certains cas.

Nous savons donc faire varier la force du courant, mais comment serons-nous prévenus lorsqu'il sera trop fort ou trop faible, en un mot, comment *mesurer* notre courant ?

Il faut tenir le plus grand compte de la sensation éprouvée par le malade et diminuer l'intensité aussitôt qu'il se plaint ; mais il existe des cas où cette indication ne serait pas suffisante, soit que les malades accusent de fausses sensations, soit qu'ils présentent des anomalies de la sensibilité.

On mesurera avec une grande précision le courant qui passe dans le malade au moyen d'un appareil très sensible appelé *milliampèremètre* (fig. 15).

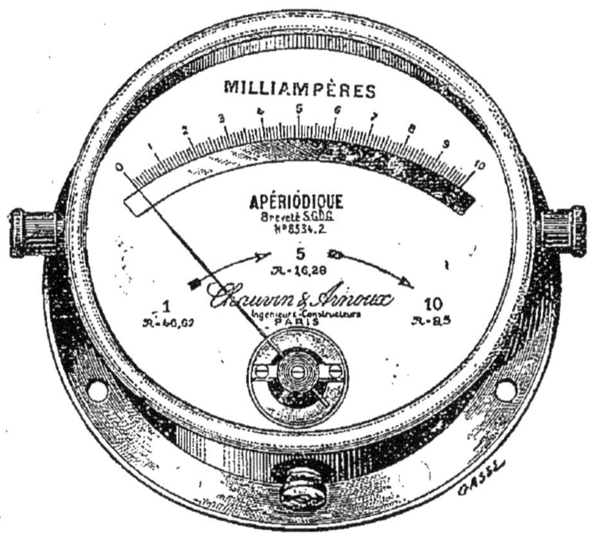

Fig. 15. — Milliampéremètre.

Au chapitre traitant des applications médicales, nous verrons quelle intensité il est prudent de ne pas dépasser suivant les cas.

§ 7. — Couplage des piles.

Nous savons que le courant électrique peut varier suivant sa *tension* ou son *intensité*.

La manière dont on réunit entre elles plusieurs piles ou plusieurs *éléments* (le mot *élément* est ici synonyme de *pile*) permet d'obtenir un courant de

forte tension et de faible intensité ou, au contraire,
de faible tension et de forte intensité.

Dans le premier cas il faudra réunir nos piles
en *tension* (fig. 16), c'est-à-dire relier par un fil

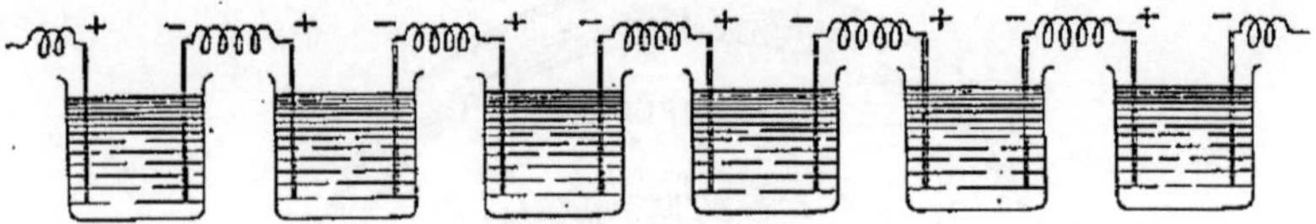

Fig. 16. — Couplage en tension.

conducteur le pôle positif de la première au pôle
négatif de la seconde, le pôle positif de la seconde
au pôle négatif de la troisième, et ainsi de suite.

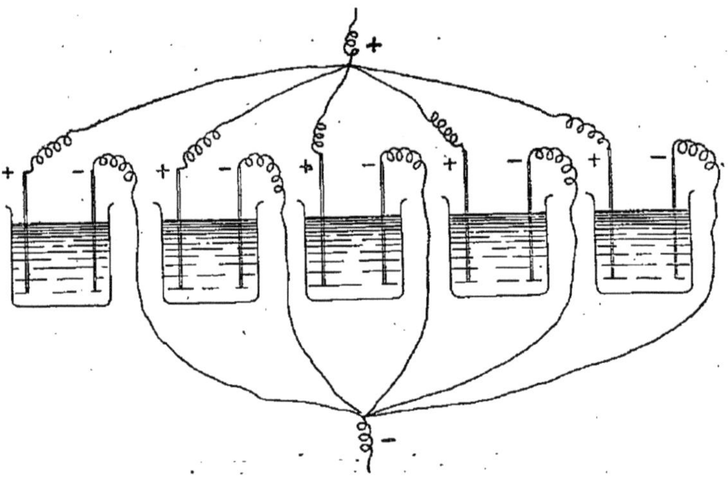

Fig. 17. — Couplage en batterie.

De cette manière, la tension de chaque pile s'ajoute
à celle de la suivante, de sorte que si nous supposons que chaque pile donne un courant de 1 volt 5
de tension et qu'il y ait quatre éléments, le cou-

rant recueilli aux deux pôles extrêmes aura une tension de 1, 5 × 4 = 6 volts.

Au contraire, avons-nous besoin d'une faible tension, mais d'un grand débit? Nous grouperons nos éléments comme le montre la figure 17, de manière à réunir d'une part tous les pôles positifs, et d'autre part tous les négatifs. Nous obtiendrons ainsi un courant dont la tension sera la même que s'il n'y avait qu'une seule pile, mais dont le débit sera autant de fois plus grand qu'il y a d'éléments. Supposons 4 éléments de 1 volt, 5 de tension et de 5 ampères d'intensité, le courant recueilli aura une tension de 1 volt, 5 et 20 ampères d'intensité.

Dans les applications médicales, où il y a à vaincre la résistance du corps humain, qui est considérable, il est nécessaire d'avoir une tension élevée et on emploie toujours le couplage en tension.

Qu'il s'agisse au contraire d'actionner un *galvanocautère*, un fort débit est ici indispensable et on adoptera le couplage en *batterie*.

§ 8. — Accumulateurs.

Les *accumulateurs* ou *piles secondaires* sont, comme leur nom l'indique, des appareils dans lesquels on peut *accumuler* une certaine quantité d'électricité pour la reprendre au moment du besoin; ce sont des *réservoirs d'électricité incapables de fabriquer du courant eux-mêmes*, mais suceptibles de restituer celui qu'on leur a fourni.

Un accumulateur est constitué par un certain nombre de plaques de plomb ayant subi une préparation spéciale. Toutes les plaques de rang pair sont reliées ensemble par une tige métallique et constituent un des pôles ; il en est de même pour les plaques de rang impair, qui forment l'autre pôle ; l'ensemble du système plonge dans un vase contenant de l'eau acidulée.

Cet appareil, tel qu'il est, ne donne lieu à aucun courant s'il n'a au préalable été *chargé*.

Pour charger un accumulateur, il faut relier son pôle positif (que l'on reconnaît à ce qu'il est généralement peint en rouge) au pôle de même nom d'une source de courant *continu*, piles ou secteur, pendant un temps variable suivant la *capacité* de l'accumulateur et la force du courant employé.

Lorsque l'appareil est chargé, ce dont on est prévenu par le bouillonnement du liquide, on peut l'utiliser absolument comme une pile, avec cette différence que son débit est généralement beaucoup plus considérable. C'est ainsi que si on réunit par une tige métallique les deux pôles d'une pile (c'est ce que l'on appelle la mettre en *court circuit*), il ne se produit aucun phénomène apparent, tandis que si on fait de même avec un accumulateur, il y a à craindre que la tige métallique soit fondue instantanément et qu'il y ait une dangereuse projection de métal en fusion.

Ceci tient à ce que l'accumulateur peut se décharger beaucoup plus vite que la pile, il donne en un instant toute sa force à la manière d'un seau d'eau qu'on peut vider en le renversant ; la pile, au contraire, comme un flacon à goulot étroit, ne débite son courant que peu à peu, à mesure qu'il se forme.

Notons enfin qu'il est impossible de charger un accumulateur avec du courant *alternatif*.

Chaque élément d'accumulateur donne une tension de 2 volts, quel que soit le nombre de plaques de plomb qui le compose. S'il est nécessaire d'élever le voltage, on peut grouper *en série* plusieurs éléments.

§ 9. — Electrolyse.

On donne le nom d'électrolyse à *l'action chimique* du courant électrique.

Si nous faisons passer le courant d'une pile P dans une cuve A (fig. 18) remplie d'une solution de sulfate de cuivre, par exemple, il se produira dans cette solution une décomposition due à l'action du courant : le sulfate de cuivre se séparera en ses deux éléments, acide sulfurique et cuivre, l'*acide* se portera vers le pôle *positif*, et le *cuivre* vers le pôle *négatif*. Il en sera de même pour tout autre sel : la partie acide ira toujours au pôle positif.

On donne le nom d'*ions* aux particules décom-

posées; on dira par exemple que les ions acides se
dirigent vers le pôle *positif* et les ions *basiques*
vers le pôle négatif.

Afin de simplifier, on appelle *anions* les ions qui
se portent vers le pôle positif et *cathions* ceux qui
vont rejoindre le pôle négatif; ces noms sont tirés

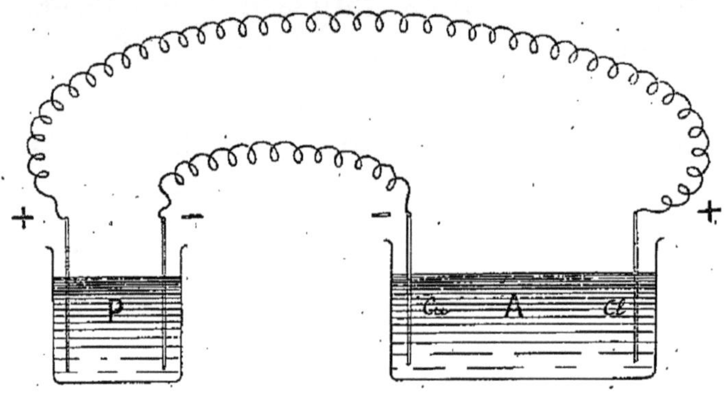

Fig. 18. — Cuve électrolytique.

des expressions qui servent souvent à désigner les
deux pôles : *anode* signifiant *pôle positif*, et *cathode,
pôle négatif.*

Le liquide où se produit le phénomène de l'électrolyse, la solution de sulfate de cuivre dans le cas
que j'ai choisi, prend le nom d'*électrolyte.*

Les actions dont je viens de parler, auxquelles
sont soumises les solutions salines, se compliquent
d'*actions secondaires* portant sur les pôles mêmes
qui plongent dans la solution; si ces pôles sont
formés de tiges métalliques, le métal peut être atta-
qué par les produits contenus dans l'électrolyte
et former des composés nouveaux. C'est l'effet qui

se produit lorsqu'on agit sur le corps humain.

Supposons qu'on enfonce dans les tissus une aiguille de cuivre, le liquide qui baigne ces tissus contient surtout du chlorure de sodium ; il va donc se former, si on relie l'aiguille de cuivre au pôle positif d'une pile, un *chlorure de cuivre* résultant de l'action de l'ion chlore sur le cuivre ; cette formation de chlorure de cuivre s'appelle *action secondaire* de l'électrolyse et l'action caustique de ce composé nouveau (chlorure de cuivre) sur les tissus prend le nom d'*action tertiaire*. Ce sont ces trois différentes actions que j'ai résumées dans le tableau suivant :

Dissociation du sel contenu dans les tissus et libération du chlore qui se rend au *pôle positif*.	action primaire.
Formation d'un composé nouveau : *acide chlorhydrique*, qui, attaquant la tige de cuivre, peut former un chlorure de cuivre.	action secondaire.
Action caustique sur les tissus	action tertiaire.

§ 10. — Ionisation.

L'ionisation est une méthode permettant d'introduire certains médicaments dans le sang, à travers la peau, par le moyen du courant électrique ; cette méthode est basée sur l'électrolyse.

Supposons que nous voulions introduire, dans

une articulation goutteuse, de la lithine. La solution lithinée (chlorure de lithium) sera appliquée au point douloureux soit sous forme d'un bain (bain élec-trode) dans lequel plongera le membre malade, soit sous forme d'une couche de coton. hydrophile bien imbibée de la solution. Une autre plaque con-

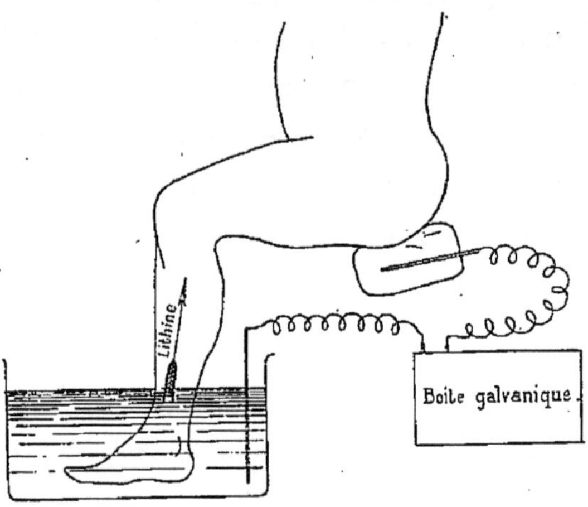

Fig. 19. — Ionisation lithinée.

ductrice, imbibée d'eau pure, sera placée sur une partie du corps assez rapprochée de la première; nous relions alors la plaque ou le bain lithinés par un fil conducteur au pôle *positif* de notre pile, l'au-tre plaque correspondant au pôle *négatif*.

La décomposition du sel de lithine qui va se pro-duire aura pour conséquence de libérer la lithine qui, pour rejoindre le pôle négatif, sera forcée de pénétrer à travers la peau et de suivre la circula-tion jusqu'à la plaque négative (fig. 19). Nous ver-rons cette méthode plus en détail au chapitre qui traite des applications médicales.

On peut, par ce procédé, introduire dans l'orga-
nisme un grand nombre de médicaments tels que le
salicylate de soude, la morphine, etc. ; il faut seulement avoir la précaution de bien mettre le produit que l'on veut faire pénétrer au pôle opposé à
celui pour lequel il a de l'affinité : on mettra le salicylate de soude au pôle négatif, la morphine, au
contraire, au pôle positif.

L'avantage consiste à éviter l'action parfois nocive
sur le tube digestif lorsqu'on ingère le médicament, et à porter celui-ci le plus près possible de
l'organe malade.

CHAPITRE II

INDUCTION

§ 1. — Bobine de Ruhmkorff.

La bobine de Ruhmkorff est un appareil d'une très grande importance en électricité médicale. C'est elle qui produit le *courant faradique*, utilisé dans le traitement de certaines paralysies, de l'incontinence d'urine, de divers troubles de la sensibilité, etc.

Les fortes bobines utilisées pour produire les rayons X ne sont autre chose que des bobines de Ruhmkorff d'une très grande puissance.

Cet appareil agit comme *transformateur* de courant : on lui fournit un courant de faible tension, qu'il *transforme* en un courant *secondaire* de *tension* beaucoup plus élevée.

Description. — Autour d'un faisceau de tiges de fer AB (fig. 20) est enroulé un fil conducteur 1 dans lequel passe le courant d'une pile P. Ce fil représente la *bobine primaire*. Il présente cette particularité qu'il est coupé en un point I et qu'un appareil spécial appelé *interrupteur* a pour effet d'ou-

vrir et de fermer alternativement le circuit, c'est-
à-dire de rétablir et de rompre la communication
entre les deux extrémités I et l' du fil primaire, de
telle sorte qu'il ne passe dans ce fil qu'un courant
intermittent.

Autour de ce fil primaire est enroulé un second
fil 2, plus long et plus fin, appelé *bobine secondaire*.

Chaque fois que le courant primaire est inter-

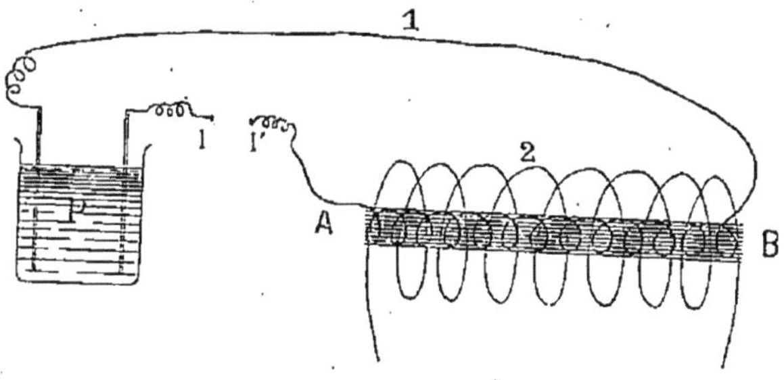

Fig. 20. — Schéma de la bobine de Ruhmkorff.

rompu ou rétabli par l'interrupteur, il se produit
dans la bobine secondaire un courant qui est le
courant faradique.

Afin d'éviter toute confusion, il faut savoir que la
bobine primaire prend aussi quelquefois les noms
d'inducteur ou simplement de *primaire*.

Bobine secondaire, induit ou secondaire dési-
gnent l'enroulement secondaire.

Le *courant faradique* est désigné indifféremment par les noms de : *courant induit*, ou *courant
d'induction*, ou *courant secondaire*.

L'interrupteur. — C'est l'organe important de

l'appareil, c'est celui qui, par les variations qu'il fait subir au courant primaire, permet au courant secondaire de prendre naissance.

Certains appareils, et, entre autres, toutes les bobines d'une grande puissance, ont un interrupteur séparé de la bobine, mais, dans les petits appareils, on utilise, pour actionner l'interrupteur, la propriété que possède le faisceau de tiges de fer de s'aimanter à chaque passage du courant primaire et de perdre son aimantation sitôt que le courant ne passe plus.

La figure 21 représente un dispositif très ingé-

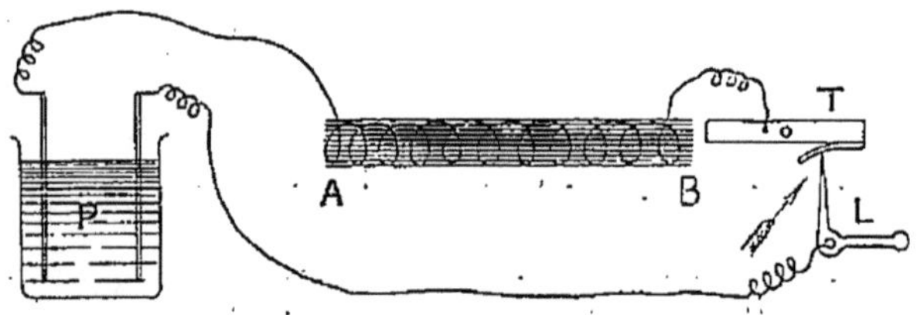

Fig. 21. — Interrupteur de Gaiffe : le courant passe.

nieux que possèdent les appareils faradiques de la maison Gaiffe et qui permet d'obtenir des interruptions lentes ou rapides à volonté.

Le courant de la pile passe dans le fil primaire et va rejoindre en O l'axe de rotation de la tige de fer T ; de là, le courant passe dans le levier L, grâce au contact indiqué par la flèche, et retourne à la pile. Le courant passant ainsi, le faisceau de fer AB s'aimante et attire vers B l'extrémité de la tige de fer T ; celle-ci, pivotant sur son

axe O, vient prendre la position indiquée à la
figure 22, et le contact qu'indique la flèche est sup-
primé, le courant cesse de passer, le faisceau AB
se désaimante et la pièce T n'étant plus attirée en
B reprend sa position première; le courant est rétabli par ce nouveau contact, la pièce T est alors
attirée, etc. Il en résulte une succession d'interruptions et de rétablissements de courant qui en-
gendrent le courant secondaire.

Il est très important, si l'on veut comprendre les

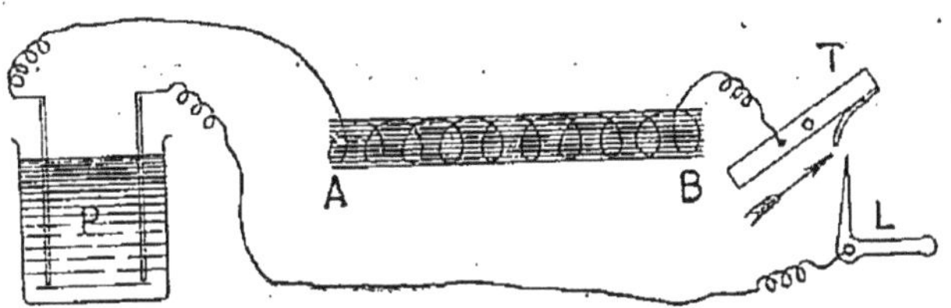

Fig. 22. — Interrupteur de Gaiffe : le courant est interrompu.

phénomènes d'induction, de bien se pénétrer de
ces détails.

Le courant secondaire ne prend naissance qu'au
moment où le courant primaire est interrompu ou
rétabli; nous pouvons déjà en conclure que, contrairement à ce que l'on observe avec le courant
fourni par les piles, et qui est le type du courant
continu, ce courant secondaire sera un courant
intermittent.

Il possède une autre propriété très importante,
c'est qu'il est possible de lui faire atteindre une
tension beaucoup plus forte que celle du courant
primaire qui lui donne naissance ; il suffit pour

cela d'enrouler sur la bobine secondaire un plus
grand nombre de tours de fil que sur le primaire.

On peut donc se servir de la bobine de Ruhmkorff
pour transformer un courant, c'est ce principe que
l'on utilise dans les grosses bobines qui servent à
produire les rayons X. Le courant qui passe dans
le primaire ne dépasse pas 5o volts, alors que celui
recueilli au secondaire peut atteindre 6o.ooo volts
et même davantage. On peut obtenir avec ces bobines des étincelles de 3o à 5o centimètres de longueur.

En résumé la bobine se compose :

1° D'un enroulement *primaire* dans lequel on

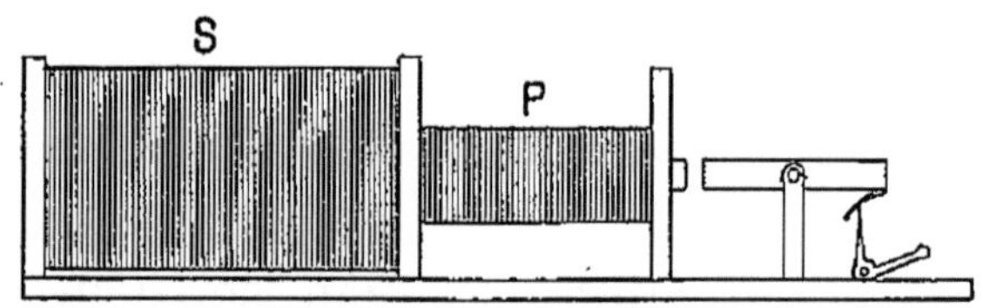

Fig. 23. — Appareil faradique.

fait passer un courant rendu intermittent par l'*interrupteur* ;

2° D'un second enroulement dans lequel prend
naissance un courant *secondaire* également intermittent et d'une tension plus élevée que celle du
courant primaire.

Les appareils servant aux applications médicales
(appareils faradiques) ont de petites bobines qui ne
donnent guère plus d'un millimètre d'étincelle. La
bobine S, qui porte l'enroulement secondaire (fig. 23).

est mobile et peut glisser de manière à recouvrir plus ou moins la bobine primaire P ; cette disposition permet de régler la force du courant que l'on applique au malade : plus la bobine secondaire recouvre complètement le primaire, plus le courant est fort.

Ces appareils possèdent généralement deux bobines secondaires, l'une à gros fil, l'autre à fil fin ; on se sert de l'une ou de l'autre suivant les effets que l'on veut obtenir, ces règles seront données lorsque je parlerai des applications médicales.

§ 2. — Transformateurs.

Galvanocautère. — Le principe de ces appareils est le même que celui de la bobine de Ruhmkorff, avec cette différence que, l'enroulement primaire étant parcouru par un courant *alternatif*, et non continu (1), il n'est plus besoin d'interrupteur et on supprime cet organe assez délicat.

Supposons un faisceau de tiges de fer formant un anneau fermé (fig. 24) ; sur l'une des branches est enroulé le primaire, et le secondaire sur la branche symétrique. Lorsque le primaire reçoit un courant *alternatif*, on recueille aux extrémités du secondaire un courant également alternatif dont on peut faire varier, suivant la construction de

---

(1) On ne peut faire fonctionner ces appareils que lorsqu'on dispose d'un secteur fournissant du courant *alternatif*.

l'appareil, la tension et l'intensité. Il y a donc des transformateurs qui, comme la bobine de Ruhmkorff, *élèvent* la tension du courant en diminuant son intensité; mais il en existe d'autres qui, au contraire, transforment le courant en élevant l'*intensité* et en diminuant la tension, ce sont ceux-ci qui sont utilisés pour la *galvanocaustique*, le courant qu'ils fournissent est analogue comme intensité à celui que donnerait une série de piles couplées comme le représente la figure 17,

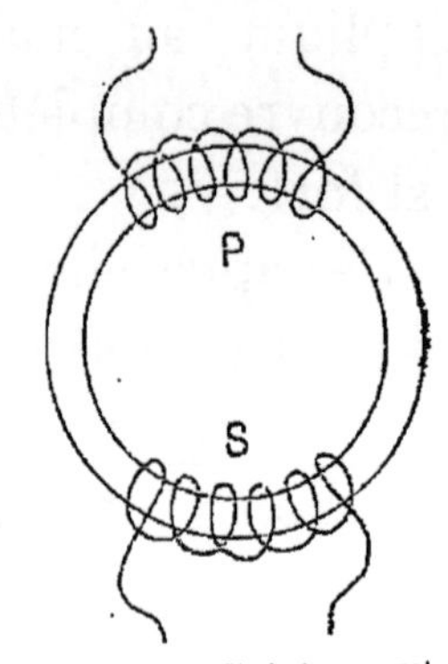

Fig. 24. — Schéma d'un transformateur.

en *batterie* ; la seule différence consiste dans la forme du courant, qui est *alternatif*, au lieu d'être *continu*, mais cela n'a ici aucun inconvénient.

La figure 25 représente un transformateur pour galvanocaustique ; le courant du secteur à 110 volts passe dans le primaire et on recueille, au secondaire formé de deux enroulements distincts, du courant soit à 4 volts et 20 ampères, soit à 12 volts et 7 ampères, suivant qu'on prend le courant de l'un ou l'autre enroulement (ces chiffres sont approximatifs). Une manette, qui se déplace, permet de régler l'intensité du courant que l'on utilise.

Le galvanocautère consiste en une anse formée par un fil de platine dont chaque extrémité est soudée à un fil de cuivre servant de conducteur au courant.

Le fil de platine étant plus fin et, par suite, moins

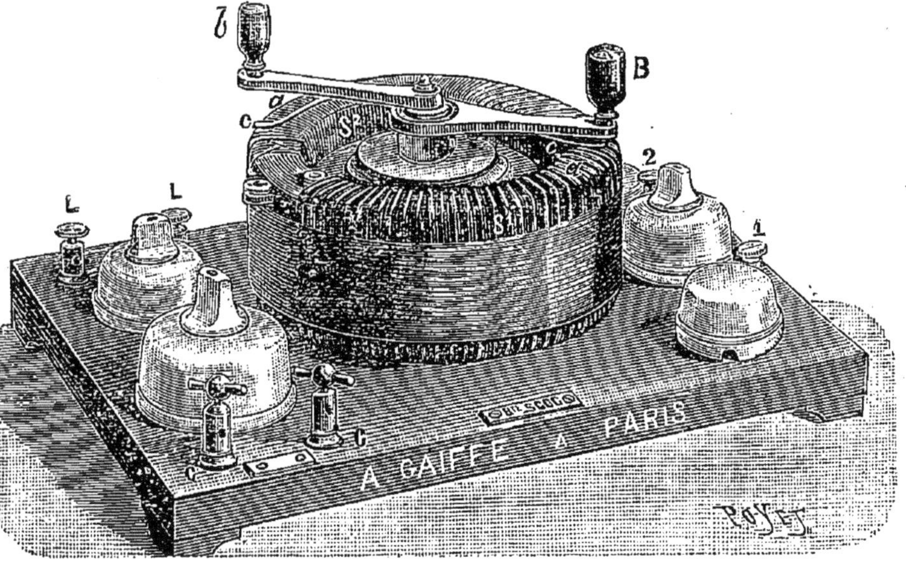

Fig. 25. — Transformateur.

bon conducteur que les fils de cuivre, s'échauffe et

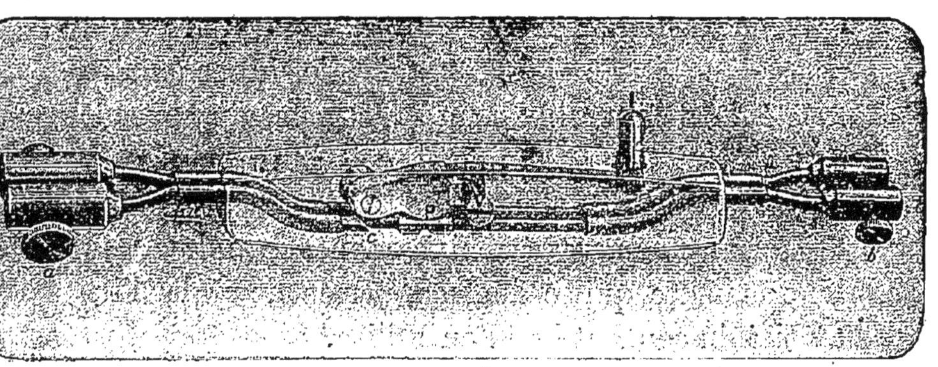

Fig. 26. — Manche à cautères.

rougit par le passage du courant. Un manche spécial (fig. 26), auquel est fixé le galvanocautère,

permet d'interrompre le courant lorsqu'on ne se sert pas de l'appareil. Le courant que l'on fait passer dans l'anse de platine est celui fourni par un des enroulements secondaires du transformateur,

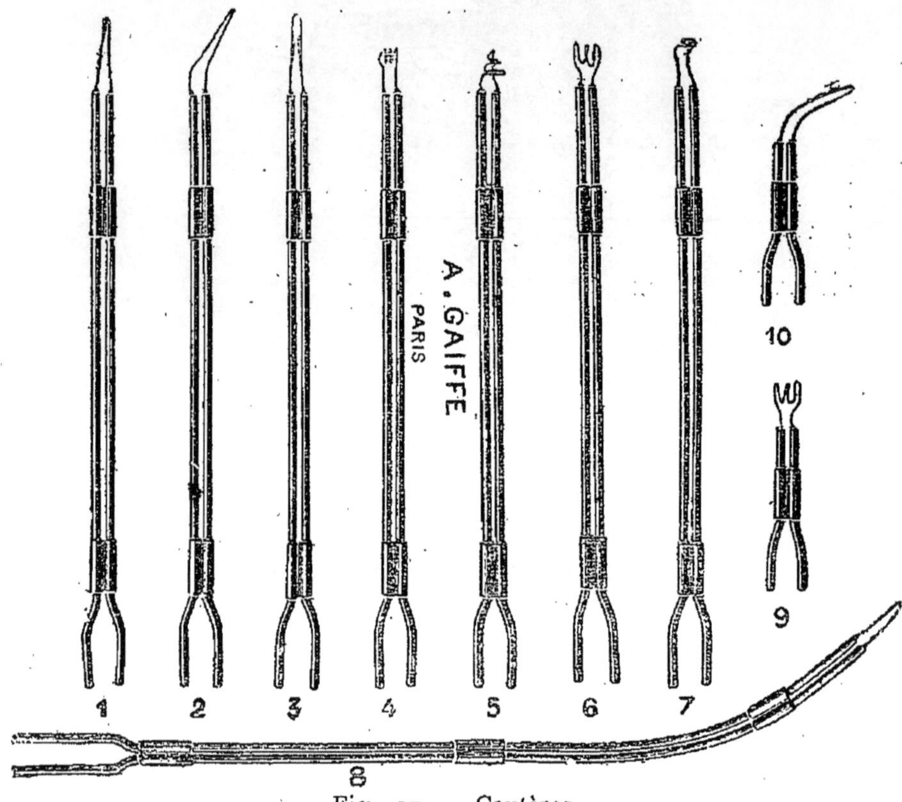

Fig. 27. — Cautères.

de préférence celui qui présente la plus grande intensité, 20 ampères ; on réserve l'autre courant de 12 volts et 7 ampères pour la lumière dont on se sert parfois pour l'éclairage du miroir frontal (laryngoscopie).

Il existe de nombreuses formes d'anses de platine appropriées aux différents usages (fig. 27).

On peut aussi faire rougir le fil de platine en se servant, au lieu de transformateur, d'une batterie de piles ou d'accumulateurs. Pour cet usage spécial, on groupera les piles en *batterie* et non en *tension*, nous avons vu en effet que le couplage en batterie donne beaucoup d'intensité ou de débit, tandis que le couplage en tension élève le voltage.

Il ne sera pas utile d'observer la même règle, si l'on emploie des accumulateurs, ceux-ci débitant toujours, lorsqu'on en a besoin, une intensité considérable; ils se déchargent seulement plus vite.

CHAPITRE III

RADIOLOGIE

§ 1. — Les rayons X.

Pour produire des rayons X, il suffit de faire passer un courant de très haute *tension* dans une sorte de grosse ampoule de verre (fig. 28), appelée *tube à vide*, dans laquelle on a fait le vide d'air et qui contient les organes métalliques suivants :

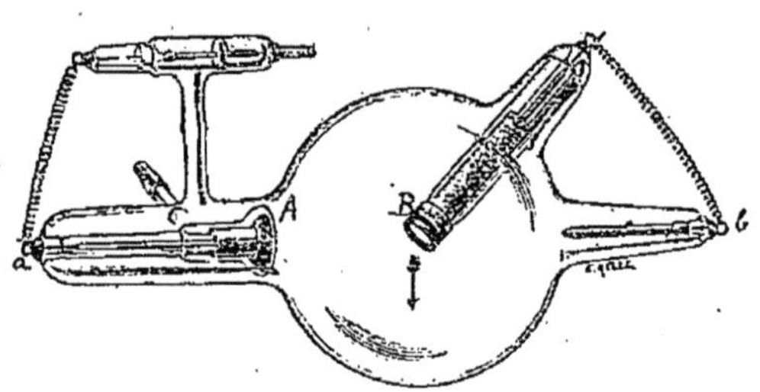

Fig. 28. — Tube à vide.

En A, se trouve un miroir concave en aluminium appelé *cathode*; ce miroir est rattaché par une tige de même métal à l'anneau *a* soudé au verre, afin de rendre fixe la position de la cathode.

En B, est représenté un miroir plan, formé d'un métal plus dur; platine iridié ou bronze recouvert de platine, c'est l'*anticathode*. Le plan de ce miroir forme, avec l'axe du tube, un angle de 45° afin de pouvoir renvoyer le flux que lui fournit la cathode dans le sens indiqué par la flèche. Ce flux parti de la cathode s'appelle *rayons cathodiques* ; on le reconnaît à la lueur verdâtre que produit un tube en activité ; ce sont les rayons cathodiques qui, renvoyés par le miroir plan (anticathode) contre la paroi du tube, donnent naissance aux rayons X. Ceux-ci sont absolument invisibles.

Le mot *cathode* veut dire *pôle négatif*. On donne ce nom au miroir concave parce qu'il doit toujours être relié au pôle négatif de l'appareil qui fournit le courant à haute tension nécessaire au fonctionnement du tube.

Le miroir plan ou anticathode est relié au pôle positif et prend parfois, pour cette raison, le nom d' *anode*, qui veut dire *pôle positif*.

§ 2. — Appareils.

Il existe plusieurs moyens de produire le courant nécessaire à l'excitation du tube. On peut employer :

1° Une machine statique puissante ;

2° Une bobine de Ruhmkorff ;

3° Un transformateur spécial.

Le plus souvent on se sert d'une bobine, c'est le cas que nous étudierons ici, pour simplifier.

Il est nécessaire, pour exciter un tube radiogène, d'employer une bobine d'une assez grande puissance, donnant au moins 3o centimètres d'une étincelle bien fournie. Ainsi que nous l'avons vu au début du chapitre précédent, le courant que l'on envoie dans le primaire de la bobine doit être au préalable *interrompu* périodiquement ; c'est le rôle d'un organe très important, l'*interrupteur*. A cause de la grande force du courant qui est ici nécessaire, l'interrupteur métallique que j'ai décrit lorsque j'ai parlé de l'appareil faradique ne saurait être employé ; il faut un modèle beaucoup plus puissant et dont la rupture se produise dans un milieu privé d'oxygène afin que l'étincelle inévitable qui accompagne la cessation du contact ne puisse détériorer rapidement les parties métalliques.

Suivant que le secteur fournit du courant continu ou alternatif, le genre de l'*interrupteur* variera ; chaque constructeur a son modèle généralement basé sur le principe de la turbine centrifuge à jet de mercure : la fermeture et la rupture du courant primaire s'établissent entre un noyau tournant et une série de contacts disposés concentriquement, par le moyen d'une projection de mercure chassé par la force centrifuge.

Afin d'éviter la formation d'une étincelle assez forte pour détériorer les parties métalliques, on remplit la turbine de gaz d'éclairage ; il ne faut jamais oublier de prendre cette précaution chaque fois que l'on va mettre en marche l'interrupteur ;

l'appareil est muni, à cet effet, de deux robinets : l'un est relié par un tube de caoutchouc à une prise de gaz d'éclairage; le second robinet sert à laisser sortir l'air que contient le turbine afin d'éviter le mélange détonant que forment le gaz et l'air.

Le courant du secteur ainsi interrompu n'est pas lancé tel quel dans le primaire de la bobine. Afin de pouvoir régler la puissance du courant induit recueilli aux bornes du secondaire, il est nécessaire de faire varier l'intensité du courant primaire I; on intercale à cet effet, entre l'interrupteur et le circuit primaire, un *rhéostat* R, qui nous permettra de régler cette intensité, et un ampéremètre A, au moyen duquel nous pourrons l'apprécier (fig. 29).

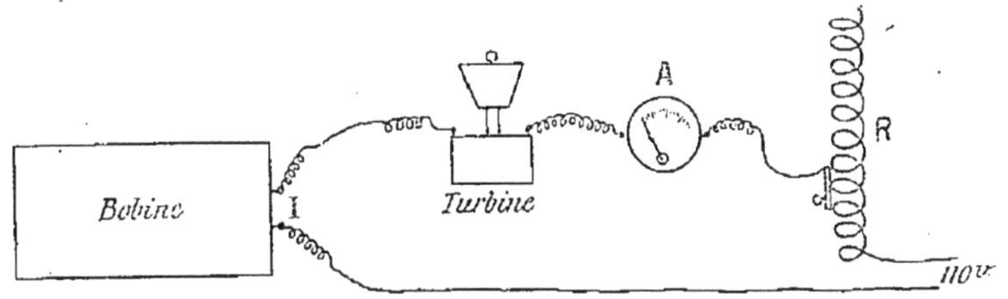

Fig. 29. — Circuit primaire.

Entre le courant secondaire II de la bobine et le tube, il sera utile d'intercaler deux appareils : une *soupape* A (fig. 30), assurant au courant un sens invariable; un milliampéremètre M, analogue à ceux qui mesurent le courant galvanique et qui nous permettra de nous rendre compte de l'intensité qui traverse notre tube.

Un troisième appareil, appelé *spintermètre*, S, sert

à mesurer la longueur de l'étincelle fournie par
la bobine et à apprécier le degré de dureté du tube.
La dureté dépend du vide plus ou moins parfait

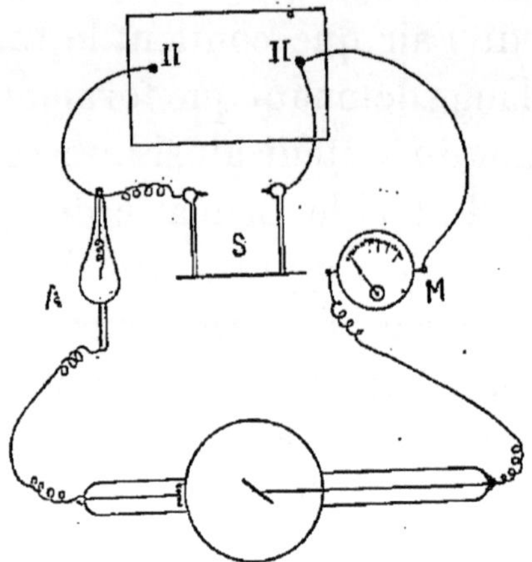

Fig. 3o. — Circuit secondaire.

que présente l'ampoule ; pour qu'un tube soit longtemps utilisable, ce vide doit être parfois modifié
par des moyens qui varient suivant le modèle du
tube.

§ 3. — Propriétés des rayons X.

Les principales propriétés des rayons X sont les
suivantes :

1° Ils traversent tous les corps d'autant plus
facilement que ceux-ci sont d'une densité moins
grande ;

2° Ils rendent lumineuses certaines substances
telles que le platino-cyanure de baryum ou de
potassium, le tungstate de calcium, etc.;

3.

3° Ils impressionnent les plaques photographiques à la manière des rayons lumineux ;

4° Ils ont sur les tissus vivants une action destructive qui oblige à de grandes précautions dans leur maniement. On évite ce danger au moyen d'appareils (localiseurs) qui dirigent les rayons vers l'endroit sur lequel on veut agir et empêchent leur diffusion. Cette action, convenablement dosée, est utilisée dans le traitement de certaines tumeurs sous le nom de *radiothérapie*.

§ 4. — Radioscopie.

On utilise ici la propriété que possèdent les rayons X de rendre lumineuses certaines substances.

Entre un tube en activité et un *écran*, formé d'une plaque de carton sur laquelle on a fixé une couche de platino-cyanure de baryum, on interpose la partie du corps à examiner. L'examen a lieu dans une pièce très obscure. Les rayons X, pénétrant plus facilement certaines régions, rendent l'écran plus lumineux aux endroits correspondants ; il en résulte une projection analogue aux ombres chinoises et on peut ainsi voir sur l'écran les déformations osseuses ou viscérales que présente le sujet examiné (1).

(1) Il est très important de s'assurer que l'écran fluorescent est recouvert, du côté sensible, d'une plaque de verre opaque aux rayons X, afin d'éviter tout danger pour l'opérateur.

Par l'introduction de carbonate de bismuth dans leur cavité, on est arrivé à rendre momentanément opaques certains organes comme l'estomac, l'intestin, et à en permettre l'examen radioscopique et même la radiographie lorsqu'on dispose d'un matériel assez puissant pour ne pas exiger une pose trop longue, qui aurait l'inconvénient, étant donnée la mobilité constante des viscères, de donner une image qui manquerait de netteté.

Pour l'examen de l'estomac, on fait absorber au malade une bouillie de *carbonate de bismuth* ainsi composée : carbonate de bismuth 5o grammes, sirop de gomme 6o grammes et eau filtrée 4oo centimètres cubes. L'absorption doit précéder immédiatement l'examen à l'écran ou la prise du cliché radiographique.

Si l'on veut examiner le cœcum, le côlon ou la partie terminale du tube digestif, on pourra donner au malade un lavement bismuthé :

Carbonate de bismuth......................... ioo gr.
Eau bouillie tiède........................... 5oo cmc.

La mise en évidence des trajets fistuleux, que leur sinuosité rend inexplorables au stylet, peut se faire en injectant par leur orifice une pâte à base de carbonate de bismuth (pâte de Beck). La radiographie prise ensuite décèle les ombres des ramifications du conduit fistuleux.

On proscrira dans tous les cas le sous-nitrate de

bismuth, qui, à fortes doses, a causé des empoi-
sonnements graves.

§ 5.— Radiographie.

Si nous remplaçons l'écran radioscopique par une
plaque photographique, nous fixerons d'une façon
définitive l'image produite par les rayons. Le temps
de pose varie suivant la puissance de l'installation,
l'épaisseur du sujet et la rapidité de la plaque employée. Il y a peu de temps, on a imaginé de mettre
au contact de la plaque des *écrans renforçateurs*
qui diminuent le temps de pose dans de très grandes proportions. On arrive aisément à radiographier actuellement une main ou un bras en moins
d'une seconde, un bassin épais en 10 ou 20 secondes, alors qu'autrefois il fallait jusqu'à 10 minutes
de pose.

Comme pour la photographie, il faudra disposer
d'une pièce parfaitement obscure, éclairée par une
lanterne rouge. Il serait commode d'avoir l'eau
courante, mais on peut à la rigueur s'en passer. Le
matériel nécessaire comprendra :

1º Un châssis avec écran ;

2º Trois cuvettes 18 × 24 et trois cuvettes
30 × 40 ;

3º Un égouttoir ;

4º Une cuve à lavage 30 × 40 pouvant servir
pour les autres formats ;

5° Des flacons de bain révélateur;

6° 5oo gr. d'hyposulfite de soude pour le bain de fixage ;

7° Des plaques sensibles de différents formats : 9 × 12, 13 × 18, 18 × 24, 24 × 3o et 3o × 4o.

Il sera plus commode d'acheter le bain révélateur tout préparé; on n'aura qu'à le verser dans la cuvette au moment du besoin.

Le bain de fixage se fera en mettant 25o grammes d'hyposulfite de soude dans un litre d'eau.

Les formats de plaques les plus employés sont 9 × 12 pour un doigt ou un orteil; 18 × 24 pour une main, un poignet, un coude, un genou, un cou, etc., 24 × 3o pour un bassin jusqu'à 16 ans et 3o × 4o pour les adultes; ce n'est qu'exceptionnellement qu'on aura besoin de formats plus grands.

On pourra n'avoir qu'un seul châssis à écran 3o × 4o avec des *intermédiaires* permettant d'y mettre tous les formats inférieurs.

Il existe plusieurs variétés d'écrans renforçateurs qui paraissent n'offrir que peu de différence dans leur sensibilité; on évitera soigneusement de les tacher avec les produits que l'on manipule dans le laboratoire, car ils sont assez fragiles. Les uns ont la consistance d'une lame de carton souple dont la face active présente une surface blanche brillante ou mate.

D'autres modèles sont montés directement sur une plaque métallique.

Manipulations avant l'opération.—La première précaution consiste à s'enfermer dans le laboratoire et à bien s'assurer qu'à part la lumière rouge il n'existe pas de rayons lumineux. On ouvrira le châssis à écran près de la lampe rouge afin de bien voir ce que l'on fait, un des fonds du châssis consiste en une simple plaque de carton, c'est dans ce fond que l'on placera la plaque photographique, *le côté verre contre le carton du fond*, la partie sensible se trouvera ainsi en haut : *contre cette partie sensible* on appliquera la *face blanche* active de l'écran renforçateur et on refermera le châssis bien hermétiquement. On aura soin de laisser dans le laboratoire le châssis chargé, jusqu'au moment où on en aura besoin pour *la pose;* on risquerait, sans cette précaution, de voir la plaque *voilée* par le rayonnement du tube.

Dans le cas où on n'emploierait pas d'écran renforçateur, on pourrait se contenter d'envelopper simplement la plaque photographique dans une double feuille de papier noir, en notant soigneusement de quel côté se trouve la face sensible qui devra être appliquée contre la région à radiographier, contrairement à ce qui a lieu lorsqu'on utilise un écran (fig. 3ı et 3ɔ).

On reconnaît la face sensible à ce qu'elle est moins brillante que le côté verre ; en cas de doute, on peut mouiller légèrement l'extrémité du doigt qui glissera alors sur le côté verre et collera sur la face sensible. On aura soin de ne faire cette expé-

rience que sur un coin de la plaque, car on risque
de faire une tache au point mouillé.

Avant de rouvrir la porte du laboratoire, il ne
faudra pas oublier de fermer la boîte de plaques

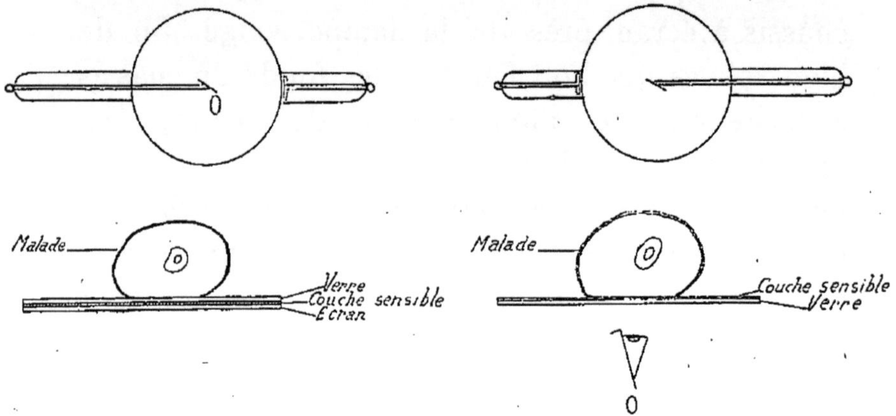

Fig. 31 et 32. — Schémas de la disposition de l'ampoule, du malade, de l'écran.

sensibles après y avoir renfermé celles qui n'ont
pas encore servi, car une plaque qui a vu le moindre
filet de lumière blanche est irrémédiablement per-
due. Nous pouvons maintenant ouvrir le laboratoire et installer la table pour les opérations ulté-
rieures.

Sur cette table, nous placerons trois cuvettes : la
première à gauche (fig. 33) contiendra le bain révélateur, dont nous nous servirons en premier ; la
deuxième cuvette sera remplie à demi d'eau pure ;
dans la troisième, nous mettons notre bain d'hyposulfite : j'intercale ainsi la cuvette pleine d'eau
pure entre les deux autres parce que la moindre
trace d'hyposulfite dans le révélateur gâterait com-

plètement celui-ci, et qu'en glissant la plaque dans le bain d'hyposulfite on risque toujours d'éclabousser un peu la cuvette voisine.

Notre laboratoire ainsi préparé, nous pouvons procéder au temps le plus délicat de notre travail.

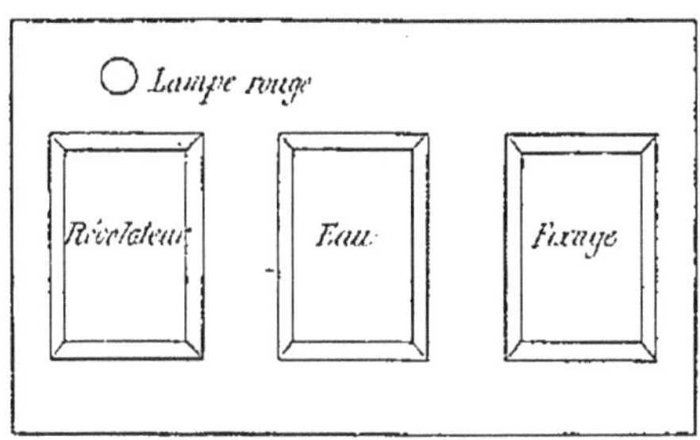

Fig. 33. — Table du laboratoire.

Pose. — Suivant la région, nous étendons notre malade sur un lit ou nous l'asseyons sur une chaise ; quelle que soit sa position, nous plaçons la partie du corps à examiner contre la feuille de carton du châssis de manière que cette région se trouve entre le tube et la plaque. On recommande au sujet l'immobilité absolue et on commence la pose en faisant passer le courant dans la bobine. Le temps de pose nécessaire varie selon la dureté du tube, l'épaisseur de la région à traverser et la sensibilité de la plaque photographique ; l'expérience seule pourra guider à ce sujet.

Il est nécessaire de marquer par un signe apparent le côté droit ou gauche du sujet; il suffit pour cela de placer au moment de la pose une lettre D ou G découpée dans du plomb, du côté correspondant.

Sans cette précaution, il serait souvent difficile de reconnaître un côté de l'autre, car, suivant qu'une radiographie a été exécutée avec ou sans écran, l'image se trouve droite ou renversée : l'épreuve tirée d'après une radiographie prise avec écran montre le sujet à l'observateur comme si l'œil de celui-ci était à la place de l'anticathode O (fig. 31). Au contraire, lorsque la radiographie a été prise sans écran, l'observateur se trouve placé derrière la plaque et regarde l'anticathode O (fig. 32).

Développement. — Il nous reste maintenant à faire apparaître l'image sur la plaque impressionnée. Pour cela il est nécessaire de s'enfermer de nouveau dans le laboratoire éclairé à la lumière rouge.

La plaque sortie du châssis est plongée rapidement, *le verre en dessous*, dans la première cuvette contenant le révélateur ; on effectue ainsi le *développement* de la plaque. On reconnaît que celui-ci est suffisant lorsque l'image, après avoir apparu, se confond dans l'ombre noire qui rend presque complètement opaque la plaque examinée par transparence devant la lumière rouge.

A ce moment, on plonge la plaque développée dans la deuxième cuvette pour la rincer, puis on la met dans le bain de fixage. Il est maintenant permis d'éclairer le laboratoire à la lumière blanche sans inconvénient.

La plaque, devenue un *cliché*, devra rester dans

le bain de fixage jusqu'à ce que la *face côté verre* ait complètement perdu l'aspect blanc crémeux qu'elle présente à sa sortie du révélateur ; le fixage est alors complet et le cliché ne réclame plus qu'un lavage d'une heure à l'eau courante pour être prêt à sécher. Cette dernière opération s'effectue en sortant le cliché de l'eau et en le plaçant sur un égouttoir en bois à l'abri de la poussière.

On peut se contenter de ce cliché radiographique pour juger du degré de la lésion que l'on cherche à mettre en évidence, mais il vaudra mieux, parfois, tirer de ce cliché un positif sur papier, manipulation pour la description de laquelle nous renverrons aux traités de photographie.

§ 6. — Radiothérapie.

On appelle ainsi l'application locale de rayons X en vue de guérir ou de modifier certaines lésions : cancroïdes de la peau, nævi pigmentaires, angiomes, plaies tuberculeuses, ganglions, lupus, etc.

La méthode est des plus simples : on expose aux radiations la surface sur laquelle on veut agir en ayant soin : 1° de *localiser* l'action des rayons X ; 2° de mesurer la dose de rayons absorbée par la peau ; 3° de filtrer les rayons de façon à ne pas employer ceux qui brûleraient la peau sans pénétrer au travers, c'est-à-dire les rayons mous.

1° On localise le rayonnement au moyen de tubes

de verre au plomb, imperméable aux rayons X (fig. 34); seule, la surface située dans l'intérieur du cercle circonscrit par le *localiseur* reçoit les radiations.

2° On mesure la dose absorbée au moyen de pas-

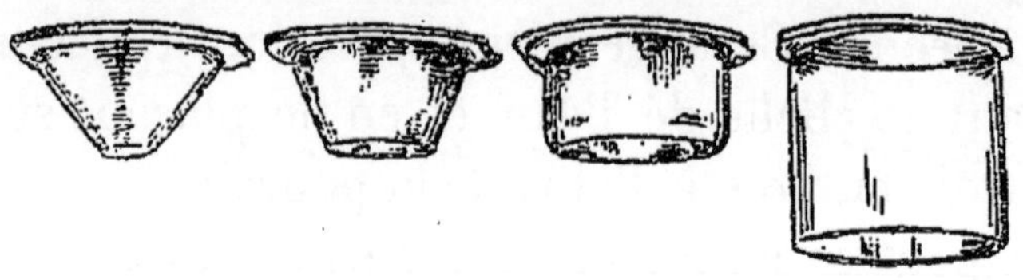

Fig. 34. — Localiseurs.

tilles qui, sous l'action des rayons X, changent de teinte; on les compare à un étalon jusqu'à ce qu'elles aient atteint la teinte voulue.

3° On filtre les rayons en interposant une plaque d'aluminium qui varie de o, 2 à 2 millimètres d'épaisseur, entre le tube et le localiseur (fig. 51).

Au chapitre qui traite des applications médicales, nous verrons en détail la technique du traitement par la radiothérapie.

CHAPITRE IV

HAUTE FRÉQUENCE

§ 1. — Condensateurs.

Afin de mieux faire comprendre le principe de cette méthode, il me faut tout d'abord dire quelques mots des *condensateurs.*

Un condensateur se compose d'une lame de matière isolante V (fig. 35), de verre le plus souvent,

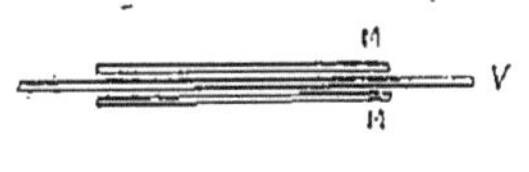

Fig. 35. — Condensateur.

appelée *diélectrique*, de chaque côté de laquelle se trouve fixée une plaque métallique M. Si l'on vient à électriser, par un procédé approprié, une des plaques de métal, l'autre se chargera également de fluide et, ceci, de telle manière que si la première lame est chargée d'électricité positive, le fluide de la seconde sera négatif et inversement ; les deux plaques métalliques sont donc toujours, comme les pôles d'une pile, l'une positive, l'autre négative.

Le type du condensateur est la bouteille de Leyde (fig. 36). Supposons une bouteille ordinaire, dont la paroi est recouverte intérieurement et extérieurement d'une mince feuille métallique; la feuille intérieure porte le nom d'*armature interne*, celle qui recouvre la face extérieure s'appelle *armature*

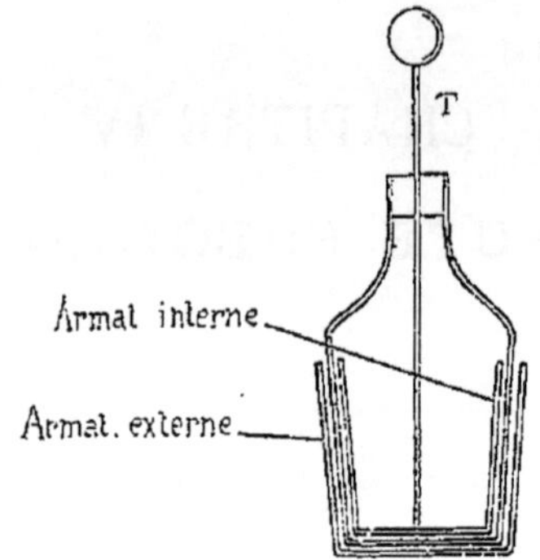

Fig. 36. — Bouteille de Leyde.

externe. L'armature interne communique avec une tige T, qui sort par le bouchon de la bouteille et se termine par une boule qui permet de charger l'appareil, en l'approchant du collecteur d'une machine statique.

§ 2. — Courant de haute fréquence.

Pour obtenir le *courant de haute fréquence*, il faut réaliser une série de charges et de décharges extrêmement rapides de condensateurs. Voici le dispositif généralement employé (fig. 37).

Le courant secondaire, fourni par les bornes d'une forte bobine de Ruhmkorff (celle qui sert à produire les rayons X), est conduit aux deux boules de l'*éclateur*.

Ces deux boules correspondent, d'autre part, aux armatures internes de deux condensateurs A et B dont les armatures externes sont reliées par deux

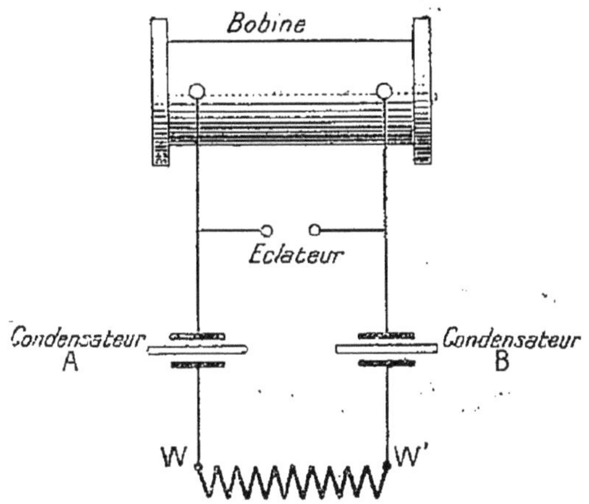

Fig. 37. — Dispositif de Haute Fréquence.

fils à des points W et W', convenablement choisis de l'enroulement qui porte le nom de *Solénoïde*. (Celui-ci peut indifféremment être enroulé en spirale ou en hélice).

Chaque fois qu'une étincelle éclate entre les deux boules de l'éclateur, il se produit dans les deux condensateurs une succession de variations du flux qui engendre, dans le solénoïde, le courant de haute fréquence.

On applique ces courants : 1° Sous la forme de *condensation* au moyen du *lit condensateur* (fig.38) sur lequel on étend le malade qui tient dans ses mains une poignée métallique reliée au solénoïde W. Une plaque métallique, située sous le coussin, est en communication avec l'autre point W du solénoïde. Les deux armatures du condensateur sont représentées ici, l'une par la lame métallique et l'autre par le malade, le diélectrique est constitué par le coussin.

2° On peut appliquer le courant de haute fré-

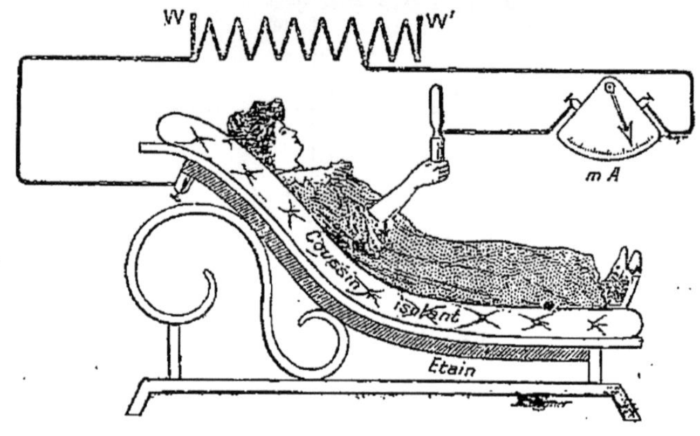

Fig. 38. — Lit condensateur.

quence sous forme d'effluvation ou d'étincellage au moyen d'excitateurs spéciaux dont nous parlerons plus loin.

Il peut être utile de mesurer l'intensité du courant qui parcourt le malade ; cette mesure se fera au moyen d'un milliampéremètre que l'on intercalera dans le circuit extérieur (mA, fig. 38).

Une intensité moyenne correspond à 200 mA.

CHAPITRE V

APPLICATIONS MÉDICALES

§1. — Electricité statique.

Son application en médecine porte le nom de *franklinisation*.

Dans les cas d'insomnie, de neurasthénie, d'affaiblissement général, d'anémie, de rhumatisme, on appliquera ce procédé sous forme de *bain statique*.

Le malade est assis sur une chaise placée sur un tabouret à pieds de verre, afin de l'isoler complètement ; une tige métallique relie ce tabouret à l'un des pôles de la machine statique, de préférence au pôle positif. On reconnaît ce pôle à ce fait qu'il repousse la flamme d'une bougie ou d'une lampe à alcool qu'on approche de la boule qui termine le collecteur positif (fig. 39). On peut aussi, par le sens de rotation des plateaux, déterminer la polarité de la machine, mais le premier procédé est plus simple et s'applique à toutes les machines statiques bipolaires.

Il sera préférable de ne mettre la machine en marche que lorsque le malade sera installé sur la chaise afin de lui éviter la sensation désagréable que donne parfois l'élévation brusque de son potentiel.

La *douche statique* s'applique en ajoutant au-dessus de la tête du malade un appareil terminé par des pointes et appelé *araignée de Truchot*, que l'on suspend au moyen d'un fil isolant mais qui doit être relié à la machine par une chaine métallique. Dans ce cas, on doit toujours faire correspondre l'araignée au pôle positif. Suivant la force du courant que l'on veut appliquer au malade, on laissera le tabouret isolé ou on le mettra en communication avec le pôle négatif.

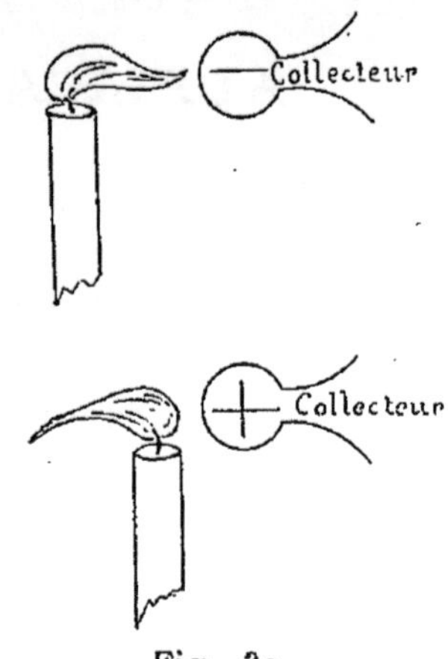

Fig. 39.

Il sera bon de réserver l'emploi de la *douche* statique aux malades déprimés, mais non excitables, et on devra l'éviter dans les cas d'insomnie.

Pour appliquer l'*effluvation* ou le *souffle* statique, on placera le malade sur le tabouret relié au pôle négatif et on approchera des régions sur lesquelles on veut agir une tige métallique appelée *excitateur*, tenue à la main par l'opérateur. On obtiendra un effet plus marqué en faisant communiquer la tige métallique au pôle positif de la machine par le moyen d'une chaîne. Il faudra éviter de toucher le malade avec la tige, car il jaillirait une étincelle qui pourrait être douloureuse pour lui.

On réserve ce dernier procédé, l'application d'*é-tincelles* (fig. 40), pour certains cas de paralysie ou d'atonie; il exige l'emploi d'excitateurs terminés par une boule plus ou moins grosse; l'étincelle est

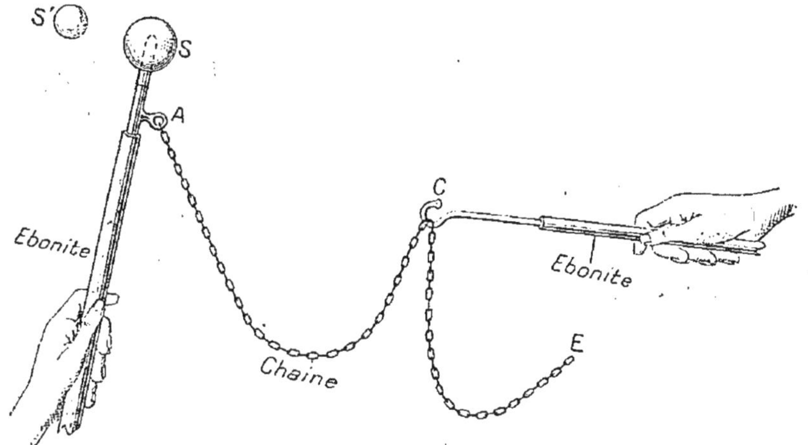

Fig. 40. — Application d'étincelles statiques.

d'autant plus longue et forte que le diamètre de la boule est grand. Un manche isolant, en ébonite, permet à l'opérateur d'appliquer l'étincelle sur la région malade sans éprouver lui-même aucune secousse.

§ 2. — Franklinisation hertzienne.

Il existe certains cas d'atonie, dans la dilatation d'estomac et la constipation, par exemple, où on obtient des succès au moyen de la *franklinisation hertzienne.*

Pour utiliser cette méthode, il faut accrocher à chaque collecteur C et C′ de la machine une bouteille de Leyde ou condensateur, dont j'ai parlé au chapitre précédent ; on fait asseoir le malade sur une chaise *non isolée*, c'est-à-dire placée directement sur le *sol*, auquel on relie également, par une chaîne, l'armature externe d'une des bouteilles de Leyde L (fig. 41).

L'armature externe de l'autre bouteille L′ est alors

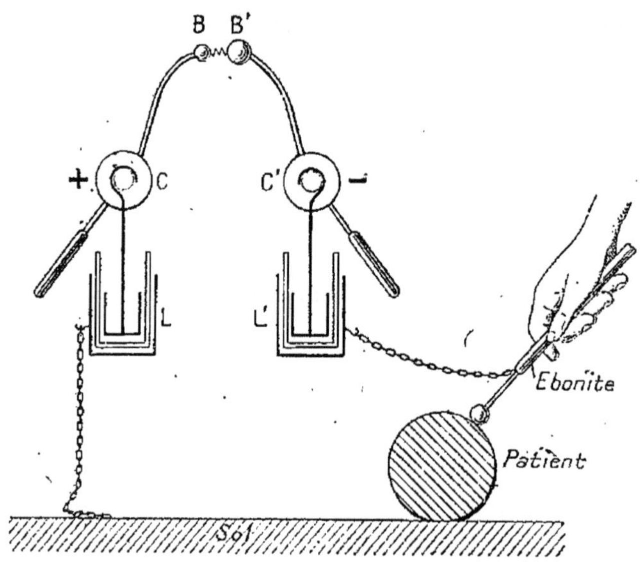

Fig. 41. — Franklinisation hertzienne.

mise en communication, par une chaîne que termine un excitateur à boule, avec la région du malade sur laquelle on veut agir. La force du courant est réglée par l'écartement de deux boules B et B′ de la machine entre lesquelles éclatent des étincelles plus ou moins fréquentes ; plus les boules sont *écartées*

plus les secousses ressenties par le malade sont
fortes.

§ 3. — Galvanisation.

On appelle *galvanisation* l'application médicale
des *courants continus*, c'est-à-dire tels qu'ils sont
produits par les piles ; celles-ci devront être couplées
en tension afin de donner un voltage suffisant pour
vaincre la très grande résistance qu'offre le corps
humain au passage du courant.

L'appareil qui sert à ces applications, ou *appareil galvanique* (fig. 42), se compose :

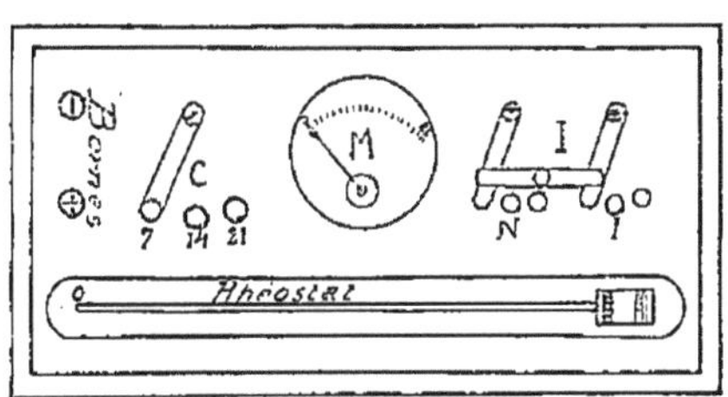

Fig. 42. — Appareil galvanique.

1° D'un *coupleur* ou *collecteur* C, permettant d'utiliser un plus ou moins grand nombre d'éléments et
de faire ainsi varier la tension du courant employé;

2° D'un *inverseur* I servant à changer instantanément le sens du courant : lorsqu'il est en N le courant est *normal*, c'est-à-dire que le pôle positif est à
la borne + et le pôle négatif à la borne —; au contraire, placé sur I, il *inverse* le courant, le pôle posi-

tif se trouve à la borne — et le négatif à la
borne + ;

3º D'un *rhéostat* R ou résistance accessoire que
l'on peut faire varier à volonté afin de régler exactement la force du courant qui nous est indiquée par

4º Le *milliampéremètre* M, gradué de o à 25 milliampères, intensité qu'il est rarement utile de
dépasser et même, souvent, d'atteindre.

La partie inférieure de l'appareil contient une
vingtaine de piles sèches, ne nécessitant, par conséquent, aucun entretien. Lorsqu'au bout d'un certain temps elles ne débitent plus qu'un courant
insuffisant on les remplace par des neuves.

Pour appliquer le courant au malade, on utilise
des plaques métalliques (fig. 43) recouvertes de

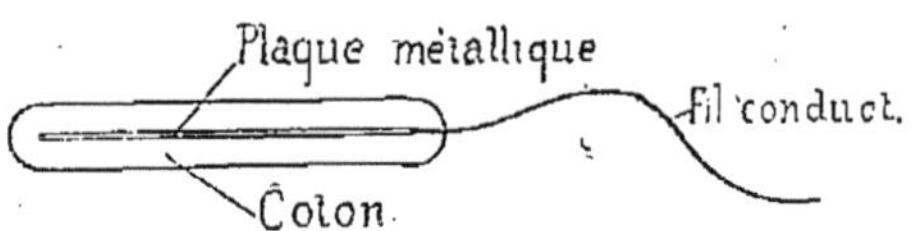

Fig. 43. — Plaque galvanique.

coton hydrophile et reliées par des fils conducteurs
aux bornes de l'appareil.

On est toujours obligé de mettre deux plaques,
car sans cela le courant ne passerait pas.

Suivant les indications, on applique sur la région
malade soit le pôle + soit le pôle —, en ayant soin
que la plaque soit bien imbibée d'eau pure tiède et
que le contact entre la peau et le coton qui recouvre
la plaque soit le plus parfait possible sans qu'au-

cune partie métallique touche la peau, ce qui occasionnerait une brûlure.

Les deux plaques ainsi placées, on relie les deux fils conducteurs aux bornes convenables et on commence à faire passer le courant : pour augmenter l'intensité, on pousse le bouton du coupleur sur 14,puis sur 21, après quoi on fera glisser le bouton du rhéostat vers le zéro. Afin de ne pas dépasser l'intensité nécessaire et suffisante, on se guidera sur les sensations accusées par le malade autant que sur les indications fournies par le milliampère-mètre.

Certaines régions offrent une sensibilité toute particulière : lorsqu'on agira au niveau de la tête et surtout au voisinage des yeux et des oreilles, il ne faudra guère dépasser de 1 à 2 milliampères. Au contraire agit-on sur la région abdominale, on pourra sans crainte atteindre 15, 18, 20 et même parfois 25 milliampères, suivant la sensibilité du sujet. L'expérience seule pourra guider l'opérateur qui devra, en tout cas, commencer par de petites intensités qu'il élèvera lentement et progressivement.

Dans certains traitements, il est parfois utile de provoquer des secousses musculaires ; pour cela, on inverse brusquement le courant au moyen de l'inverseur I. On débute par une intensité assez faible, 5 à 10 milliampères, que l'on élève progressivement en pratiquant des inversions du courant assez lentes, une par seconde, par exemple.

§ 4. — Lavement électrique.

Dans le cas d'occlusion intestinale, avant d'intervenir chirurgicalement, on essaie parfois l'action du lavement électrique.

On emploie pour cette opération un sonde spéciale (fig. 44), composée d'un tube de gomme ou de

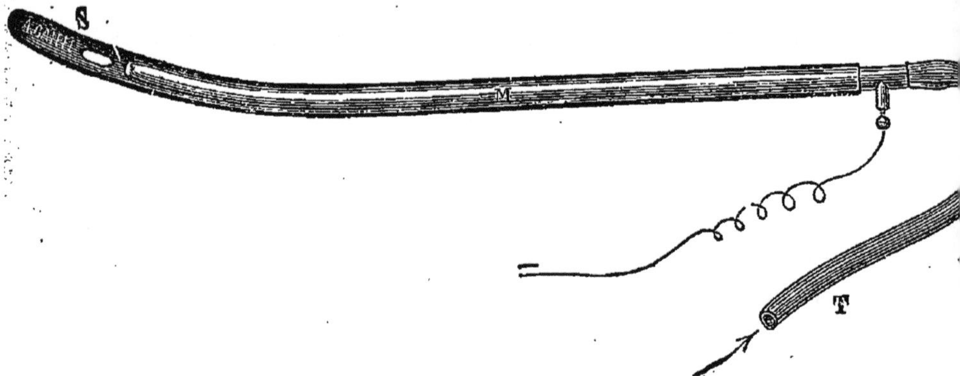

Fig. 44. — Sonde rectale de Boudet de Pâris.

caoutchouc contenant intérieurement une sonde en métal servant d'électrode ; un ajutage métallique placé à l'extrémité du tube permet d'y fixer à la fois le tuyau T d'un bock qui servira à remplir l'intestin d'eau salée et le fil positif d'une batterie galvanique. Une plaque de métal, recouverte d'ouate mouillée et placée sur le ventre du malade, représentera le pôle négatif.

Pour introduire la sonde, on l'enduira d'un corps

gras, on la poussera avec précaution, car il ne faut pas qu'elle perfore une paroi intestinale gangrenée. La sonde introduite d'au moins 15 centimètres, on fera couler un peu de l'eau salée à 10 pour 1000 contenue dans le bock, de façon que l'intestin ne laisse pénétrer que ce qu'il peut tolérer.

On fera alors passer le courant en interrogeant le malade sur ses sensations et en augmentant l'intensité. Celle à laquelle on parvient habituellement est de 18 à 25 mA.

Certains auteurs conseillent, au bout de dix minutes à 1/4 d'heure d'application, de faire des inversions de courant, afin de provoquer des secousses musculaires qui peuvent hâter l'action du lavement électrique ; il est le plus souvent préférable de ne pas recourir à cette manœuvre et de prolonger simplement la durée de la séance jusqu'à 45 minutes, et même une heure.

Il sera même bon quelquefois de donner un second lavement électrique six heures après le premier et même parfois un troisième. Le médecin seul peut être juge de leur opportunité.

§ 5. — Sens du courant.

Le sens dans lequel on doit faire agir le courant varie suivant qu'il s'agit d'un trouble moteur ou d'un trouble sensitif.

Les nerfs moteurs ont pour fonction de commu-

niquer aux muscles l'incitation partie du cerveau ;
au contraire, les nerfs sensitifs transmettent au
cerveau les impressions extérieures ; le sens du
courant nerveux est centrifuge dans le premier cas,
centripète dans le second. Comme le traitement
électrique a pour but de rétablir le courant nerveux troublé dans ses manifestations, il sera nécessaire que le sens du courant électrique soit le même
que celui du courant nerveux normal.

Lorsqu'il s'agit d'un trouble sensitif (névralgie,
hyperesthésie, anesthésie, etc.), on fait passer le
courant en mettant le pôle positif au point le plus
éloigné du cerveau, à l'extrémité d'un membre par
exemple, et le pôle négatif plus près du tronc.

Au contraire, si l'on veut traiter une paralysie,
comme il s'agit alors d'un trouble moteur, on place
le pôle positif au tronc ou à la racine du membre
et le pôle négatif à l'extrémité, à la main, ou au
pied.

Un certain nombre de paralysies doivent être
traitées par le courant galvanique ; ce sont celles
qui rendent les muscles soit contracturés, soit
inexcitables au courant faradique. Prenons pour
exemple un cas que l'on rencontre fréquemment,
la paralysie infantile.

Ce qui caractérise cette affection, c'est qu'elle est
toujours partielle, c'est-à-dire qu'elle n'atteint à la
fois qu'un certain nombre de groupes musculaires,
jamais tous. Dans les cas peu graves, les muscles
malades se contractent sous l'influence de la se-

cousse causée par le courant faradique (voir à Faradisation). On peut alors les traiter par la faradisation. Mais, bien plus souvent, l'excitation faradique n'a sur eux aucune action, ils sont atteints de *dégénérescence* et, seul, le courant galvanique appliqué longtemps et avec persévérance pourra les faire revivre.

Dans ce cas, on appliquera le courant dans le sens *centrifuge*, c'est-à-dire en plaçant le pôle positif à la nuque lorsqu'il s'agit du membre supérieur ou à la région lombaire s'il s'agit du membre inférieur. Le pôle négatif sera représenté par un bain de main ou de pied relié au pôle négatif par un fil terminé par une tige de charbon qui plonge dans l'eau du bain.

En dehors de la paralysie infantile, il existe d'autres cas d'impotence musculaire où il serait dangereux d'employer le courant faradique et où, au contraire, le courant galvanique peut avoir une certaine efficacité.

Dans un grand nombre de névrites, comme la paralysie faciale, par exemple, le courant galvanique rend de grands services en diminuant de beaucoup la durée habituelle de la maladie et en évitant une complication, malheureusement fréquente, la contracture consécutive.

De même dans les paralysies accompagnées de contractures, seul le courant galvanique peut être utilisé. Il en est de même dans les crampes professionnelles, crampe de l'écrivain, du violoniste, etc.

§ 6. — Electrolyse.

Nous savons en quoi consiste l'électrolyse (ch. I,
§ 9); on l'emploie lorsqu'on veut détruire ou modifier certains tissus; on se sert, pour son application, d'une ou de deux *électrodes* métalliques, suivant que l'on emploie la méthode *monopolaire* ou
bipolaire; chacune a ses indications.

1° *Méthode monopolaire.* — Une des applications les plus fréquentes consiste dans l'électrolyse
intra-utérine, grâce à laquelle on obtient des résultats remarquables dans les métrites, les fibromes,
etc.

Une *électrode* métallique, formée d'une simple
tige de métal (cuivre, zinc ou argent) reliée au pôle
positif d'une boîte galvanique, est introduite dans
la cavité utérine après application du spéculum ;
une large plaque recouverte de coton et reliée au
pôle négatif est placée sur la région abdominale;
le courant est amené progressivement à 10 ou 20
milliampères, l'application doit durer 20 minutes;
au bout de ce temps, on ramène l'intensité à zéro,
puis on met l'inverseur sur I et on fait passer de
nouveau le courant en sens inverse, mais en attei-
gnant à peine 5 ou 6 milliampères.

Cette manœuvre a pour but de permettre de
vaincre l'adhérence très forte qu'a contractée l'électrode avec la muqueuse ; au bout de 2 à 3 minutes,
la tige de cuivre cède à la traction que l'on exerce

sur elle, en lui imprimant un léger mouvement de torsion.

Il sera bon de renouveler ces applications deux ou trois fois par semaine.

L'électrolyse donne encore des résultats remarquables lorsqu'on veut faire disparaître, sans laisser de cicatrice appréciable, les verrues, les angiomes, les chéloïdes, etc.

On utilise ici le pôle négatif et on se sert *d'électrodes insolubles* (1), d'aiguilles de platine le plus souvent.

Supposons que nous voulions faire disparaître une verrue (fig. 45), nous enfonçons, le plus près

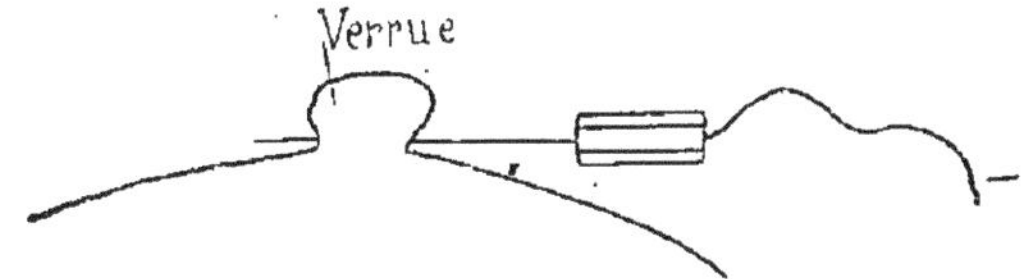

Fig. 45.— Schéma de l'électrolyse d'une verrue.

possible de sa base d'implantation, une aiguille de platine reliée au pôle négatif d'un appareil galvanique. Une plaque ordinaire recouverte d'ouate mouillée (fig. 43) et communiquant au pôle positif sera placée à un endroit du corps assez rapproché

(1) Les électrodes *solubles* sont celles qui, étant attaquables par les tissus, donnent naissance à des composés secondaires, oxychlorure de cuivre, de zinc ou d'argent, suivant le métal employé. Lorsqu'on veut supprimer cette formation d'oxychlorure on s'adresse à des électrodes *insolubles*, or, platine ou charbon. L'action caustique est alors due à la décomposition du chlorure du sodium contenu dans les tissus ; il se produit, au niveau du pôle négatif représenté par l'électrode insoluble, de la *soude*, qui joue ici le rôle de caustique.

de la verrue, le bras, par exemple, si la verrue est à la main. Il suffit d'une faible intensité, 3 à 4 milliampères pendant deux ou trois minutes pour voir blanchir la verrue ; on arrête l'application et, au bout de quelques jours, la verrue sèche tombe d'elle-même.

2° *Méthode bipolaire.* — Lorsqu'il y a intérêt à agir à la fois sur une plus grande surface, on peut enfoncer dans la région à modifier deux aiguilles au lieu d'une ; il y aura donc une aiguille positive et une autre négative et la plaque accessoire positive devient inutile. C'est le traitement employé pour effacer les angiômes (taches de vin, de café, envies, etc). L'intensité ne devra pas dépasser 2 mA et la durée d'application deux minutes ; mais on peut, dans la même séance, enfoncer les aiguilles sur plusieurs points différents de la surface malade.

§ 7. — Ionisation.

On appelle ainsi l'introduction de certains médiments à travers les tissus par le moyen du courant galvanique.

Pour appliquer l'ionisation, on plonge la partie sur laquelle on veut agir dans un bain formé d'une solution du médicament choisi ; lorsque la région l'exige, on remplace le bain par une couche de coton hydrophile imbibé de la solution médicamenteuse. La seconde plaque est placée en un point voisin du premier. Quelques exemples feront mieux comprendre les détails de ces applications.

Une chose importante à retenir est le pôle auquel on devra réunir le bain ou la plaque contenant le médicament, car suivant qu'il s'agit d'un acide ou d'une base, il faudra employer le pôle négatif ou le pôle positif.

Dans un médicament composé, comme le chlorhydrate de morphine, la partie active étant la base *morphine*, nous mettrons la solution en rapport avec le pôle positif ; si, au contraire, comme dans le salicylate de soude, nous voulons faire passer l'acide salicylique, nous le mettrons au pôle négatif. Le tableau que je donne ici contient les médicaments les plus usuels ainsi que le pôle auquel il faut les rattacher.

POLE POSITIF	POLE NÉGATIF
Chlorhydrate de morphine.	Aspirine.
Chlorure de lithium.	Salicylate de soude.
Bromure de radium	Iodure de potassium.
Chlorure de calcium.	Antipyrine.
Chlorhydrate de cocaïne.	

Exemples de la technique à observer.

1° Nous avons à traiter une articulation goutteuse du pied par l'ionisation lithinée (fig. 19) ; nous assiérons le malade sur une chaise en plaçant sous une cuisse une plaque garnie de coton bien imbibé d'eau pure un peu chaude et reliée au pôle négatif de l'appareil galvanique ; le pied malade sera plongé dans un bain contenant deux litres d'eau distillée dans laquelle on fera dissoudre 5o grammes de chlorure de lithium et 1 gramme de lithine caustique destinée à alcaliniser la solution ; une tige de charbon de cornue reliée au pôle positif sera placée dans le bain. On amènera progressivement l'intensité à 20 ou 25 mA, suivant les sensations accusées par le sujet: celui-ci ne doit jamais ressentir la moindre douleur.

2° Nous voulons appliquer l'ionisation à une névralgie de l'épaule ; nous emploierons comme médicament l'*aspirine* en solution à 1 pour 100, dont nous imbiberons une couche de coton hydrophile que nous mettrons en contact avec la région douloureuse ; une plaque métallique, reliée au pôle négatif de l'appareil galvanique, recouvrira le coton. Comme second pôle, nous pourrons faire plonger la main du malade dans une cuvette d'eau pure reliée par une tige de charbon au pôle positif.

On variera le dispositif suivant les indications et la mobilité plus ou moins grande du malade ; un peu d'imagination suffira pour rendre réalisables les diverses applications que l'on rencontrera dans la pratique. L'essentiel est de mettre le médicament au pôle approprié et de ne jamais employer une intensité capable de brûler la peau du sujet, ce dont on est prévenu par la douleur qu'il ressent.

Certaines peaux très délicates sont facilement brûlées par le passage du courant ; ces brûlures, toujours accusées par le malade, forment de petites plaques très rouges, qui deviennent plus fon-

cées et se cicatrisent complètement en une quin-
zaine de jours. Lorsque, par hasard, elles se seront
produites et qu'il sera nécessaire d'agir sur la même
région avant leur complète guérison, il suffira de
les recouvrir d'une couche de collodion, de taffetas
gommé ou de leucoplaste pour que l'isolement soit
suffisant et que, le courant ne passant plus à leur
niveau, toute douleur soit évitée. On devra de même
avoir soin d'isoler par un de ces moyens les écor-
chures que peuvent présenter les régions où sont
appliquées les plaques ou les bains, car le passage
du courant cause une vive douleur aux endroits
lésés, même s'il s'agit d'une simple fissure à peine
visible.

§ 8. — Faradisation.

La *faradisation* est l'application du courant
produit par la bobine de Ruhmkorff. Cet appareil
a été décrit dans un autre chapitre, nous avons vu
qu'il se compose d'une bobine *primaire* P (fig. 23)
sur laquelle vient se placer une bobine *secondaire*
S; le courant qui passe dans la bobine *primaire*
est *interrompu* et *rétabli* périodiquement par un
interrupteur, composé d'une lame de fer T oscil-
lant autour d'un axe O, le contact a lieu au niveau d'un levier L, dont la tige verticale vient toucher, à un certain moment, un ressort fixé en dessous de la lame T.

On fait varier la force de cet appareil, c'est-à-dire la tension fournie par la bobine S, en enfonçant plus ou moins la bobine primaire dans la bobine secondaire ; lorsque celle-ci recouvre complètement la première, le courant est au maximum. Veut-on augmenter encore la puissance de l'appareil, on remplace la bobine S, par une autre dont l'enroulement est fait au moyen d'un fil plus fin qui permet de recouvrir la bobine de tours plus

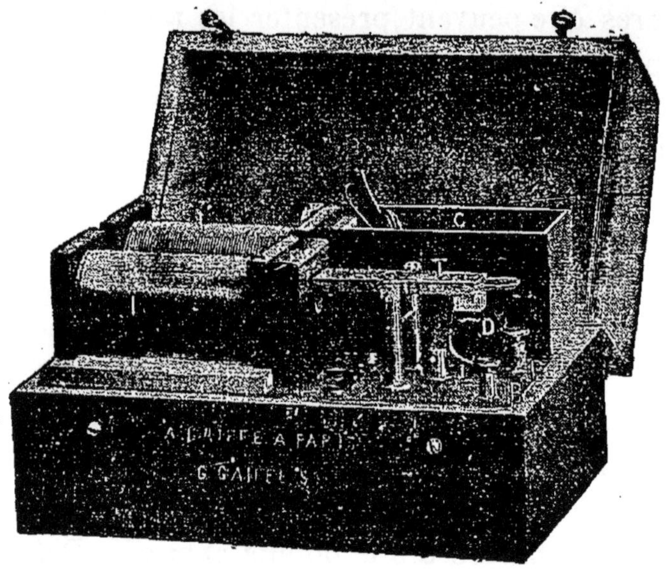

Fig. 46.— Appareil faradique.

nombreux; donc, pratiquement, plus le fil est fin, plus la tension est grande, cette notion est utile pour savoir quelle bobine on doit employer suivant les cas. En général les appareils sont munis de deux bobines, une à gros fil, une à fil fin (fig. 46); la bobine à gros fil donne une moins forte tension mais elle agit surtout sur le système musculaire ; au contraire la bobine à fil fin agit de préférence sur les nerfs sensitifs et par conséquent sur la sensibilité. Le nombre des interruptions produites par la lame T n'est pas non plus indifférent. On en fait varier la rapidité au moyen du levier L, plus on le lève et plus les interruptions sont lentes.

Il faut se souvenir qu'en général avec la bobine à gros fil on utilisera des interruptions lentes et, avec la bobine à fil fin, des interruptions rapides.

Bobine à gros fil — Interruptions lentes — action sur les muscles.

Bobine à fil fin — Interruptions rapides — action sur la sensibilité.

Dans les paralysies *sans contracture* et seulement lorsque l'examen électrique ou *électrodiagnostic* (qui ne peut être fait que par un spécialiste expérimenté) aura démontré que les muscles se contractent sous l'influence de l'excitation faradique, on utilisera ce courant.

On agira de diverses manières suivant qu'on aura à traiter un membre entier ou un groupe musculaire seulement. Sur un membre entier on pourra appliquer le courant faradique au moyen d'un bain électrode et d'une plaque, comme pour le courant galvanique : on reliera toujours le bain électrode au pôle négatif de la bobine secondaire, car il ne s'agit plus ici d'agir suivant le courant nerveux, mais d'exciter, sous forme de secousses, la contractilité musculaire ; or, dans la bobine de Ruhmkorff, le pôle négatif donne une secousse beaucoup plus marquée que le pôle positif.

Lorsqu'on ne voudra agir que sur un muscle ou un groupe musculaire isolé, on se servira de tampons (fig. 47). Ces appareils sont composés d'un

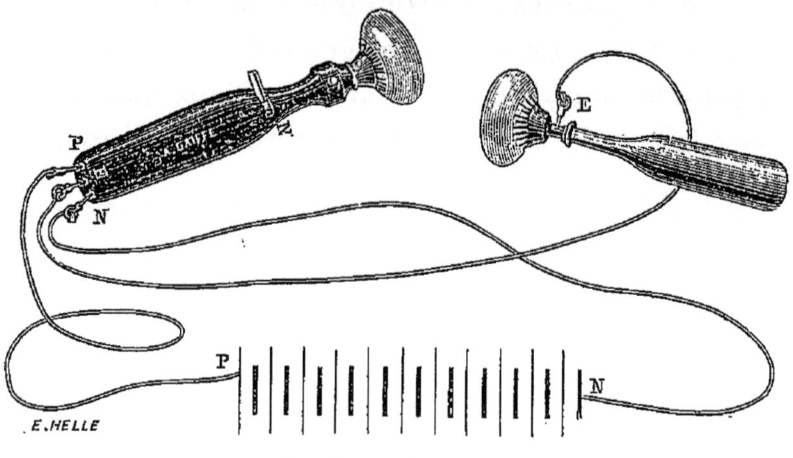

Fig. 47. — Tampons.

manche terminé par une plaque de métal ou de charbon recouverte de peau ou de coton : on applique l'un des tampons à la racine du membre, et l'autre, de préférence celui relié au pôle négatif, sur le *point moteur* du muscle que l'on veut faire mouvoir. Le *point moteur* d'un muscle, comme le nom l'indique, est le point où il faut agir pour que le muscle se contracte ; on trouve dans le commerce des tableaux représentant tous les points moteurs du corps humain.

On n'oubliera pas que, pour exciter un muscle

sans le fatiguer, il ne faut pas que le nombre de secousses qu'on lui imprime dépasse *cinq par seconde;* il faudra donc régler l'interrupteur, afin qu'il soit plutôt au-dessous de ce nombre, car il vaut mieux qu'il aille trop lentement que trop vite.

Technique de l'application.

1° Système musculaire. — Certains appareils ne possédant pas leur pile, on est obligé de leur adjoindre une pile extérieure; on relie les pôles de cette pile à deux bornes marquées sur l'appareil sous le nom *pile extérieure* (B, B, fig. 46).

Les électrodes imbibées d'eau tiède, et *non salée* (comme on le faisait autrefois), sont appliquées sur les régions indiquées, le fil qui les termine est fixé au pôle voulu, on commence à faire passer le courant en poussant la manette sur le plot correspondant à la marche, mais *après avoir eu bien soin de tirer la bobine secondaire le plus loin possible de la primaire;* sans cette précaution, on risquerait d'appliquer d'emblée au malade un courant beaucoup trop fort.

On augmente progressivement le courant, jusqu'à ce que *les secousses musculaires deviennent apparentes.* Si on agit localement sur plusieurs points successifs, on ne restera que cinq minutes sur chaque point. Au contraire, dans une application généralisée à tout un membre sous forme de bain électrode, on pourra aller jusqu'à vingt minutes.

2° Action sur le système nerveux. — Nous employons ici la bobine à fil fin avec interruptions rapides. Dans ces conditions, le courant faradique possède une véritable action anesthésique lorsqu'il est faible, pour devenir très douloureux s'il est trop fort.

On emploie souvent ce courant pour combattre l'incontinence d'urine nocturne chez les enfants. On couche le sujet sur un lit, on applique une plaque positive à la région lombaire et une plaque négative au niveau du périnée, on fait passer le courant d'abord très faible, en l'augmentant jusqu'à ce que l'on constate des frémissements musculaires dans les muscles des cuisses et du ventre.

Si l'enfant se plaint de la douleur provoquée par cette méthode, il ne faut pas trop tenir compte de ses protestations, car ce procédé agit beaucoup par la secousse morale qu'il occasionne. Il ne faut pas, bien entendu, exagérer et il sera bon de bien connaître son appareil avant de faire ces applications, afin de savoir jusqu'où on peut aller sans inconvénient.

Dans certains cas d'impotence fonctionnelle sans véritable paralysie, chez des sujets fatigués ou convalescents, on se trouve bien de l'application du *bain faradique*. Voici en quoi il consiste : le malade est assis sur une chaise, les deux pieds dans un bain de pieds contenant de l'eau chaude et les

deux mains dans une cuvette également pleine
d'eau. On met dans la cuvette l'électrode positive
et, dans le bain de pieds, la négative; on utilise
la bobine à gros fil avec interruptions lentes. Le
malade est parcouru en entier par le courant faradique : on le laisse ainsi vingt minutes ou une
demi-heure, et on peut renouveler l'application tous
les jours.

§ 9. — Galvano-Faradisation.

Il s'agit ici d'associer, dans la même application,
le courant galvanique au courant faradique; afin que
l'action des deux courants s'ajoute, il faudra avoir
la précaution de relier par un fil conducteur le pôle
positif de l'appareil galvanique au pôle *négatif* du
faradique (bobine à fil fin) : on appliquera, s'il s'a-
git, par exemple, du traitement de la constipation,
le pôle positif du faradique dans le dos du malade
et le pôle négatif du galvanique sur son ventre. Il
faudra régler séparément chaque appareil, l'un par
son rhéostat, l'autre par l'écartement des bobines.
L'adjonction du courant faradique a pour but
d'utiliser son action anesthésiante pour permettre
d'augmenter l'intensité du courant galvanique
sans imposer au malade de sensation douloureuse.

§ 10. — Haute fréquence.

Le courant de haute fréquence, fourni par le solénoïde (voir chap. IV), peut être appliqué de deux manières différentes :

1° Procédé du lit condensateur. — Le malade (fig. 48) est étendu sur un lit composé d'une plaque métallique recouverte d'un coussin, une des extré-

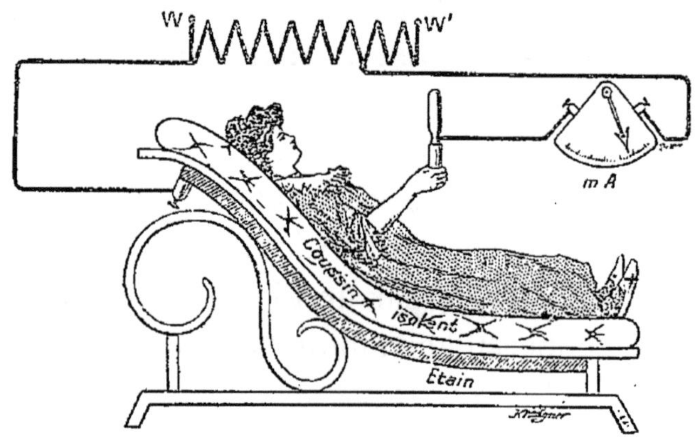

Fig. 48. — Lit condensateur.

mités du solénoïde est reliée à la plaque métallique et l'autre correspond à un manche également métallique que le malade tient dans ses mains. L'action produite par le courant est ainsi générale et se manifeste surtout sur la circulation ; sous son influence, la pression artérielle se trouve régularisée, c'est le traitement que l'on réserve à l'hypertension artérielle et à l'artériosclérose. Cette méthode a remplacé celle qui consistait à enfermer le malade dans une cage formée par un second solénoïde enroulé en forme d'hélice et que l'on appelait l'application par *auto-conduction*.

Il sera nécessaire, afin de contrôler les résultats obtenus, de prendre la pression artérielle du malade avant et après la séance, qui devra durer dix minutes, et se renouveler trois fois par semaine.

On peut mesurer la force du courant que l'on applique en intercalant dans le circuit (voir fig. 48) un milliampèremètre spécial ; l'intensité moyenne doit être de 200 mA.

Dans certains cas de goutte, de rhumatisme chronique, d'obésité, ce traitement donnera d'excellents résultats soit seul, soit associé au bain statique ou à l'effluvation de haute fréquence localisée aux régions sur lesquelles on veut agir plus fortement.

2° Effluvation. — Pour appliquer l'*effluvation*, on supprime les fils qui réunissaient le solénoïde au lit condensateur ; on ne se sert, comme prise de courant, que de la partie terminale du solénoïde, qu'il soit enroulé en hélice ou en spirale, la forme de l'enroulement n'influe pas sur le résultat et les appareils du commerce présentent l'une ou l'autre disposition. A cette extrémité, on attache un fil conducteur relié à *l'excitateur* fixé lui-même à un manche isolant que tiendra l'opérateur. L'excitateur sert à appliquer l'effluvation au niveau des régions douloureuses ; on le promène à une distance plus ou moins grande de ces régions en ayant soin de ne pas trop l'approcher afin d'éviter l'étincelle qui surprendrait désagréablement le malade.

L'excitateur (fig. 49) représente l'appareil qui sert au traitement des hémorroïdes et que l'on introduit dans l'anus. On prendra la précaution, avant d'introduire l'excitateur, de rapprocher les deux boules de l'éclateur, que l'on écartera ensuite progres-

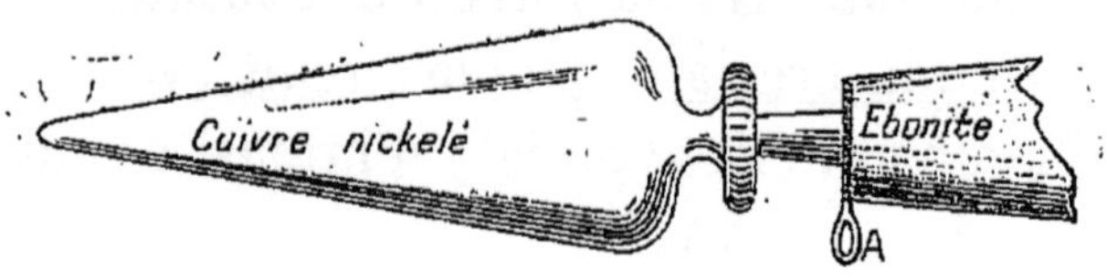

Fig. 49. — Electrode rectale du Dr Doumer.

sivement jusqu'à 5 ou 6 centimètres. Ceci a pour but d'éviter la production d'une étincelle d'autant plus douloureuse que la région anale est extrêmement sensible à cette excitation. On soigne par le même procédé les fissures de cette région.

Je ne citerai que pour mémoire le procédé dit de la *fulguration*, qui consiste simplement à *brûler*, au moyen d'une très forte étincelle de haute fréquence, une région préalablement opérée par un chirurgien. Les résultats obtenus sont actuellement trop peu favorables pour qu'il soit nécessaire de retenir cette méthode.

§ 11. — Radiothérapie.

Je ne reviens pas sur la radiographie, que j'ai

exposée dans un chapitre antérieur, avec les développements nécessaires.

La *radiothérapie*, dont j'ai dit également quelques mots, consiste dans le traitement de diverses affections au moyen des rayons X. Nous savons comment ces rayons se produisent dans l'ampoule ; voyons comment on peut les appliquer au malade sans danger, car la puissance destructive des rayons X est considérable et si on ne *dosait* leur action on risquerait de provoquer de graves accidents.

Le faisceau de rayons qu'envoie un tube radio-

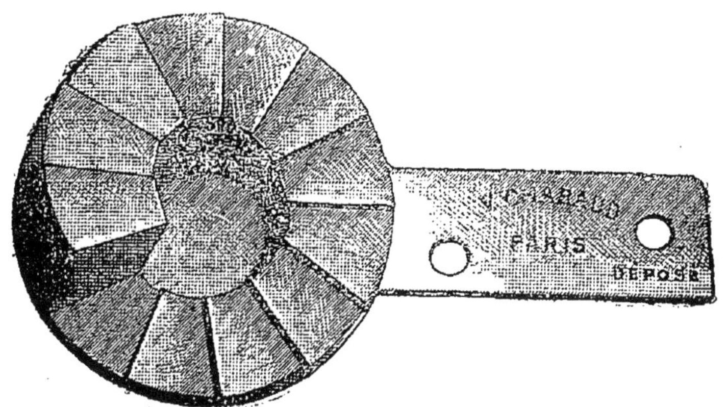

Fig. 5o. — Radiochromomètre de Benoist.

gène en activité ne contient pas qu'une seule *qualité* de rayons, en considérant que la qualité d'un rayon représente la facilité avec laquelle il traverse les corps opaques, c'est-à-dire sa *puissance de pénétration ;* plus celle-ci est grande, plus le rayon est *dur ;* les rayons *mous* sont ceux qui ont une faible puissance de pénétration. Ce faisceau est donc composé de rayons de différente dureté, dont il est utile d'apprécier la *qualité moyenne*. Cette mesure se fait au moyen d'un instrument appelé le radio-chromomètre de Benoist (fig. 5o), qui se compose d'un disque central en argent, entouré d'un autre disque d'aluminium divisé en 12 secteurs d'épaisseurs différentes. On utilise l'appareil en le plaçant contre l'écran fluorescent et en déterminant quel secteur d'aluminium présente le même éclairage que le disque central. A ce secteur correspond un numéro qui sera celui de la dureté moyenne du faisceau.

Les rayons mous, ne traversant pas la peau, sont absorbés par elle et deviennent la cause de l'accident appelé *radiodermite*.

Il est donc nécessaire, pour éviter la radiodermite, d'empêcher le passage des rayons trop mous en les arrêtant au moyen d'une plaque d'aluminium (filtre) que traversent facilement les rayons durs (fig. 5i).

Suivant la profondeur à laquelle on veut agir, on emploie une plaque plus ou moins épaisse qui laissera passer les rayons de la dureté choisie et arrêtera tous ceux qui sont plus mous.

On préserve ainsi le malade de tout danger de radiodermite; quant à l'opérateur, qui est encore plus exposé, puisqu'il reste souvent plusieurs heures au voisinage de l'ampoule, on le garantissait autrefois en le revêtant de vêtements en tissu au plomb et d'un masque semblable ayant au niveau

des yeux deux fenêtres garnies de verre à base de
sels de plomb.

Actuellement, on trouve plus simple de rendre le
tube inoffensif, en l'entourant d'une cupule de verre
au plomb percée d'un orifice que l'on dirige vers le
malade et dans lequel on fixe les plaques filtrantes
et les *localiseurs* qui limiteront l'action des rayons

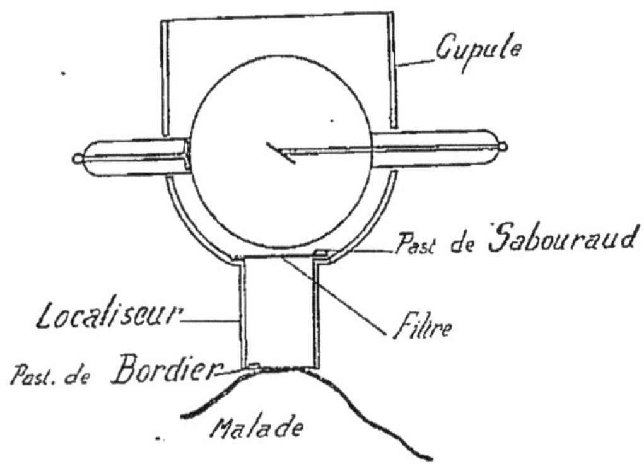

Fig. 51. — Schéma d'une application radiothérapique.

X à la région malade, en évitant leur diffusion tout
autour. Par ce moyen, les rayons n'agissent absolument qu'à l'endroit où l'on veut les appliquer et
toutes les autres parties du malade, ainsi que l'o-
pérateur et les assistants sont complètement pro-
tégés.

La mesure de la dose des rayons X absorbés par
la peau se fait au moyen d'une petite rondelle de
carton recouverte de *platinocyanure de baryum* ou
d'un réactif analogue, qu'on appelle *pastille*; il en
existe de deux sortes : les pastilles de Sabouraud
et Noiré, que l'on doit placer à une distance de

l'anticathode moitié moins grande que celle de la région à traiter (la distance de la peau de l'anticathode doit être, en général, de 15 centimètres). Les pastilles de Bordier s'appliquent sur cette région même (fig. 51) ; une teinte étalon, à laquelle on compare de temps en temps la pastille, indique le moment où la dose maxima est atteinte.

§ 12. — Réglage du tube.

Lorsqu'un tube radiogène a fonctionné pendant un certain temps, ce tube *durcit*, c'est-à-dire que son degré de vide se modifie et que le courant éprouve une plus grande difficulté à passer dans son milieu raréfié; on est averti de ce phénomène par la production d'une étincelle qui éclate entre les deux pointes du *spintermètre* (page 45), en même temps que l'intensité accusée par le milli-ampèremètre décroît notablement.

Il faut à ce moment ramollir le tube si on veut continuer à le faire fonctionner, c'est ce que l'on fait au moyen du *régulateur*. Il existe plusieurs variétés de régulateurs suivant le modèle du tube employé :

Le régulateur par étincelle, adapté aux tubes Drissler, permet de les ramollir en réunissant pendant quelques secondes, par une tige conductrice, l'extrémité de l'anticathode avec la partie métallique qui termine une tubulure latérale.

6.

Dans les tubes Chabaud-Villard, le ramollissement s'obtient en chauffant, avec un chalumeau à gaz, l'extrémité d'un tube de platine fixé à une tubulure.

Le régulateur Bauer consiste à introduire dans le tube une quantité très minime d'air atmosphérique, en pressant simplement une poire en caoutchouc.

Quel que soit le mode de régénération, il est nécessaire d'agir avec une grande précaution afin de ne pas trop ramollir l'ampoule, qui pourrait alors ne plus donner de rayons assez pénétrants. On se guidera sur la disparition de l'étincelle entre les pointes du spintermètre, que l'on règle avant chaque séance en écartant plus ou moins les pointes suivant la dureté que l'on veut faire atteindre au tube ; en moyenne, un tube mou donnera 4 à 6 centimètres d'étincelle équivalente, tandis qu'un tube dur pourra donner jusqu'à 18 et 20 centimètres. Pour la radiothérapie, il est bon de maintenir l'ampoule entre 8 et 12 centimètres d'étincelle équivalente.

Les indications données par le milliampéremètre sont également précieuses ; cet appareil nous indique *l'intensité* du courant qui passe dans le tube. Lorsqu'on met l'appareil en marche, on règle la force du courant dans le primaire de la bobine (au moyen du rhéostat), de façon à ce que le milliampéremètre donne une intensité de 1 m A, par exemple, ce chiffre peut suffire pour le traitement radiothérapique. Si notre tube durcit, l'intensité va diminuer en même temps que l'étincelle va jaillir entre les pointes du spintermètre ; le tube une fois ramolli par un des procédés appropriés au genre d'ampoule employée, le milliampéremètre redonnera le même chiffre qu'au début, c'est-à-dire 1 mA. Avons-nous trop ramolli notre tube, l'intensité indiquée augmentera et pourra atteindre 1 mA 5 ou 2 mA, mais il suffira de laisser fonctionner le tube quelques instants pour qu'il revienne au régime normal puisque nous avons vu qu'un tube durcit toujours un peu lorsqu'il fonctionne.

§ 13. — Ozone.

Lorsqu'on entre dans une salle où fonctionne une machine statique, on perçoit une odeur spéciale, qui n'est autre que celle de l'ozone.

L'ozone est simplement de l'oxygène électrisé. Il possède des propriétés sédatives et antiseptiques remarquables qui trouvent leur application dans un certain nombre d'affections des voies respiratoires, asthme, coqueluche, tuberculose pulmonaire, etc.

Lorsqu'on soumet les malades au traitement par le bain statique, ils se trouvent dans une atmosphère contenant une assez forte proportion d'ozone pour avoir une action curative (à moins que la machine statique ne soit enfermée dans une cage).

Lorsqu'on désire faire pratiquer au malade dès *inhalations* d'ozone, on produit cet agent à l'aide d'appareils spéciaux appelés *ozoneurs*; les uns sont actionnés au moyen de la machine statique, d'autres reposent sur le principe des courants de haute fréquence ; il suffit, en somme, qu'un courant d'air rencontre sur son passage un effluve électrique pour qu'il se charge d'ozone.

Dans l'ozoneur du Dr Oudin, l'air, chassé par une poire de caoutchouc, passe dans un tube de verre sur la paroi duquel prend naissance une série d'effluves produits par une bobine de Ruhmkorff actionnée par une pile ; à l'extrémité supérieure du tube de verre se trouve une embouchure par où sort l'air chargé d'ozone et que le malade approche de sa bouche.

On évitera avec soin d'appliquer les inhalations d'ozone aux malades dont les poumons se congestionnent facilement, car l'*ozone est un congestionnant ;* on ne l'emploiera pas chez les tuberculeux ayant facilement des hémoptysies, ni dans les congestions pulmonaires.

La durée d'application ne devra pas dépasser 5 minutes ; on pourra la renouveler tous les jours.

TABLE DES MATIÈRES

—

Poitiers.— Imp. G. Roy, 7, rue Victor-Hugo, 7.

Electrothérapie, par le Dr Nogier, professeur agrégé à la Faculté de médecine de Lyon. 1909, 1 vol. in-8 de 528 pages, avec 251 figures, cartonné.................... 10 fr.

Précis d'Electrothérapie, par le Dr Bordier, professeur agrégé à la Faculté de Médecine de Lyon. Préface du professeur d'Arsonval (de l'Institut). 2e *édition*. 1902, 1 vol. in-18 de 516 p., avec 162 figures, cart.......... 8 fr.

Formulaire électrothérapique du Praticien, par L.-R. Régnier. 1901, 1 vol. in-18 de 255 pages, avec 34 figures, cartonné.................... 3 fr.

Les Courants de haute fréquence et la d'Arsonvalisation, par A. Zimmern, professeur agrégé à la Faculté de médecine de Paris, et le Dr Turchini, préparateur à la Faculté de médecine. 1910, 1 vol. in-16 de 96 pages, avec figures, cartonné.................... 1 fr. 50

L'Ionothérapie électrique, par les Drs Delherm, ancien interne des hôpitaux de Paris, et A. Laquerrière, lauréat de l'Académie de médecine. 1908, 1 vol. in-16 de 96 p., avec 11 fig., cartonné.................... 1 fr. 50

Introduction électrolytique des médicaments dans le corps humain, par Iribarne. 1908, in-18, 24 p.. 1 fr.

Guide pratique d'Electrothérapie gynécologique, par Albert Weill. 1900, 1. vol. in-18 de 292 pages, avec 34 figures, cartonné.................... 3 fr.

Electrothérapie gynécologique, par Apostoli et Laquerrière. 1902, 1 vol. gr. in-8 de 629 p., avec figures. 7 fr.

L'Electricité en Gynécologie, par J. Houdart. 1894, in-8, 136 pages.................... 3 fr. 50

Hémorragies utérines. Traitement électrique, par A. Zimmern. 1901, 1 vol. gr. in-8 de 255 pages, avec figures.................... 8 fr.

L'Arthritisme et son traitement par les courants de haute fréquence et de haute tension, par E. Bonnefoy. 1907, 1 vol. in-8 de 240 pages.................... 4 fr.

La Fulguration, sa valeur thérapeutique, par le Dr A. Zimmern. 1909, 1 vol. in-16 de 96 pages, avec figures, cartonné.................... 1 fr. 50

Les Rayons N et les rayons N', par H. Bordier. 1905, 1 vol. in-16 de 95 pages, avec 16 figures, cartonné. 1 fr. 50

La Sensibilité électrique de la Peau, par H. Bordier. 1897, 1 vol. gr. in-8 de 180 pages, avec 20 figures. 5 fr.

Valeur thérapeutique des Courants continus, par J. Teissier. 1878, in-8, 170 pages............ 3 fr. 50

Electricité statique, par Vigouroux. 1882, gr. in-8, 103 pages, avec 6 planches........................ 3 fr. 50

De la galvanisation par influence appliquée au traitement des déviations de la colonne vertébrale, des maladies de la poitrine, par Seiler. 1860, in-8, 157 pages, avec figures.. 3 fr.

Manuel d'Electrothérapie, par A. Tripier. 1861, 1 vol. in-18 de 624 pages, avec 100 figures............ 6 fr.

La Thérapeutique par les agents physiques : Hydrothérapie, Electrothérapie, Thermothérapie, Frigothérapie, Kinésithérapie, Climatothérapie, Thalassothérapie, par Guimbail. 1900, 1 vol. gr. in-8 de 568 pages............................ 10 fr.

Médecine domestique, par le Dr H. George. 1905. 1 vol. in-16 de 338 pages, avec 43 figures, cartonné..... 4 fr.

Physiologie et Hygiène des écoles, des collèges et des familles, par J.-C. Dalton. 1888, 1 vol. in-16 de 536 pages, avec 68 figures, cartonné............ 4 fr.

Guide pratique de l'infirmière et de l'infirmier, par les Drs Abadie et R. Glatard. Préface de M. le professeur Forgues, de Montpellier. 1908, 1 vol. in-18 de 269 pages, avec 117 figures, cartonné............ 4 fr.

Nouvelle Médecine des familles, à la ville et à la campagne, à l'usage des familles, des maisons d'éducation, des écoles communales, des curés, des sœurs hospitalières, des dames de charité et de toutes les personnes bienfaisantes qui se dévouent au soulagement des malades, par le Dr A.-C. de Saint-Vincent. 14e *édition complètement refondue* et mise au courant des derniers progrès de la science. 1905, 1 vol. in-16 de 462 pages, avec 129 figures, cartonné........................ 4 fr.

Premiers secours en cas d'accidents et d'indispositions subites, par les Drs E. Ferrand, ancien interne des hôpitaux de Paris, et A. Delpech, membre de l'Académie de médecine. 5e *édition*. 1904, 1 vol. in-16 de 356 pages, avec 113 figures, cartonné................ 4 fr.

Poitiers. — Imp. G. Roy, 7, rue Victor-Hugo.

www.ingramcontent.com/pod-product-compliance
Ingram Content Group UK Ltd.
Pitfield, Milton Keynes, MK11 3LW, UK
UKHW020011100726
13658UKWH00002B/905